零基礎學中醫

第一本把氣血、五行、陰陽視覺化的手冊，
自己找病因、醫病順暢溝通、正確養生。

南京中醫藥大學醫學博士

馬可迅 著

CONTENTS

第一部

中醫不神祕，很好懂

CONTENTS

第二部

人為什麼會生病

CONTENTS

CONTENTS

推薦序
學習中醫，
必須溯其源、求其本

恩主公醫院中醫部主治醫師／陳麗蓮（寶中醫）

　　中醫同時擁有醫學與哲學的雙重身分，透過巨觀、整體觀來透視人體，注重人與人、人與自然、人與宇宙之間的各種交互作用。中醫的精髓緣於道家的養生哲理，吾人之所以謂為「醫道」，其中便含有「醫生於道」之意。

　　西醫為醫學與科學的總和，透過分子、細胞、組織等微觀，隨著科技的進步，一步步的解構人體，務求精妙明晰。我於十數年求學、臨床的經驗歸納心得為「中醫易學而難通，西醫難學而易通」。

　　中醫易學之處在於，古人、古書、古文已然終結，不會再新增，雖然文言文大多艱澀，但在訓詁學專家的努力之下，皆有詳盡注釋，文章句讀可清楚明義。可是中醫卻難於融會貫通，要運用自如更是難上加難。而西醫就完全相反，內、外、婦、兒科等種種科別，都必經且固定的學習、能力鑑定流程，雖然學習過程艱辛，但只要能通過實習、住院醫師訓練便具備十足的能力，給患者帶來福祉。

　　為什麼會有這樣的差別？原因就在於中醫哲學的部分，歷代名醫鑽營字句衍生各種理論，造就了許多大小流派，門戶之見堪比鴻溝，影響了臨床應用的能力。所以，我一直認為對於中醫的學習與了解，

必須溯其源、求其本，基礎穩固方能證治（辨證論治）通達，入門的第一步尤為緊要。

本書將許多重要的觀念，透過淺顯的文字、圖畫、流程，清楚呈現。解釋陰陽之間相對的關係，五行相生相克的交互作用，漸漸帶入五臟六腑的功能與彼此間的影響。若能清楚臟腑的運作，可以說已然入門成功。進一步透過對於氣血的認識，明白何謂「津、液」，了解他們如何滋潤臟腑、如何通行於經絡之間，平衡、牽制、互通有無，到此處可以說「中醫生理學」的知識已然完備。

作者抱著更大的志向，希望讓讀者們都能在生活中，實踐「醫道」，因此進一步挑戰高難度的舌脈解說、病理機轉，此乃「中醫病理學」、「中醫診斷學」的範疇。最後提到的簡明藥理，從生理、病理、診斷、辯證、論治，步步成就一位學院派，卻又從未進過中醫學院的中醫生徒。

《禮記‧學記》曾提到學有所成的數個階段：「離經辨志，敬業樂群，博習親師，論學取友謂之小成；知類通達，強立而不反，謂之大成。」透過本書，中醫之道可以正向坦途，無須擔心會誤入窠臼、耽溺牛角之間。養生健體，自救、救人，實為良書，謹此推薦。

自序
中醫知識
從此對所有的人敞開大門

「問渠那得清如許，為有源頭活水來。」作為一名中醫臨床醫生，經常在面對病人時感到疲憊。因為要幫助病人，不只要解決當下病痛，還要勸病人改變生活上的不良習慣。當人意識到發病的根本原因，才能及時避免疾病發生。

可是我們不知道自己哪些行為會導致疾病，因為人對身體的了解，幾乎是微乎其微。

中醫藥是座寶庫，但是要讓寶庫對每個人敞開大門並不容易。這時就需要傳播的力量。可是，作為專業的中醫藥工作者，要怎麼做才能讓更多人獲得足夠的中醫知識呢？

為了解決這個問題，我們創立了「醫界書生」團隊，利用網路，提出了「站在專業立場，講述通俗中醫」的理念。以公眾號為起點，將專業人士和一般民眾聯繫在一起。

隨著網路上受到的關注越多，我們也意識到，人們需要一本有系統的中醫入門書，《零基礎學中醫》因此誕生。

本書分成三部，每一部各個章節都為大家呈現生動的中醫。對書中的重點跟中醫名詞，我們採取筆記方式，在旁邊空白加上註解，讓讀者能更快了解意思。此外，我們也搭配許多插圖，不但能夠幫助大家理解，還可以提升閱讀樂趣。

如果仔細閱讀本書，邊讀邊作筆記，最後你會發現，原來中醫的大門已經悄悄打開了。

編寫本書的過程中，感謝「醫界書生」團隊成員的努力，同時，也對指導和幫助過我們的專家和朋友致以敬意！

第一部

中醫不神祕，
很好懂

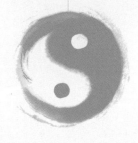

第一章
走近中醫

很多人對中醫有疑問：「中醫是什麼？是魯迅筆下『有意或無意的騙子』？還是藥王<u>孫思邈</u>的《大醫精誠》？」

中醫是騙術還是醫術？

關於中醫，書裡是這樣介紹的：「中醫是研究人體生理和病理、診斷與防治疾病，以及<u>攝生</u>康復的一門傳統醫學。」這個定義有講跟沒講一樣。

現代發現，古代也有許多利用手術治療刀劍外傷的案例（戰爭頻繁，外科還是比較發達的），這樣來說，古代外科算不算中醫？按照上文的標準肯定是算的，但是與<u>整體觀、辨證論治</u>，又沒有太直接的關係。

也就是說，我們經常提到的中醫，定義比較狹義，大部分指的是中醫內科。

現代人想把中醫解讀、分析清楚，若是按照中醫理論框架，用傳統的方法講陰陽、五行、四氣、五味等，不但顯得枯燥乏味，更會囫圇吞棗不知其味。

我們先把中醫幾個突出的特點，用現代理念解釋，希望能夠使讀者對中醫有個初步的印象。

孫思邈：唐代著名醫藥學家，著有《千金要方》、《千金翼方》，被後人譽為「藥王」。他不僅醫術高超，而且醫德高尚，留下了《大醫精誠》篇，成了歷代中醫的思想準則。

攝生：即人們所說的養生，通過順應自然、修養形神、保精護腎、調養脾胃，達到保養身體的目的。

整體觀、辨證論治：是中醫這一獨特理論體系的兩個基本特點。

五行、四氣、五味的分類

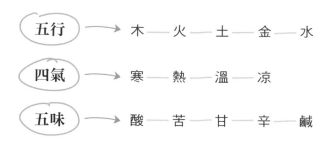

五行 —→ 木 — 火 — 土 — 金 — 水

四氣 —→ 寒 — 熱 — 溫 — 涼

五味 —→ 酸 — 苦 — 甘 — 辛 — 鹹

治本？中醫、西醫都能，只是方法不同

我們該怎麼區分治標跟治本呢？對於疾病來說，症狀是表象，失調才是本質。失調久了又會產生新的癥結，有癥結就不容易治好病。以癌症來作比喻，腫塊是身體長期失調，少則幾年，多則十幾年長期積累的結果。

進行手術將腫塊切掉算不算治本？算，但也不算。

為什麼這麼說呢？因為利用手術切除病變部分，是最直接的辦

治標與治本

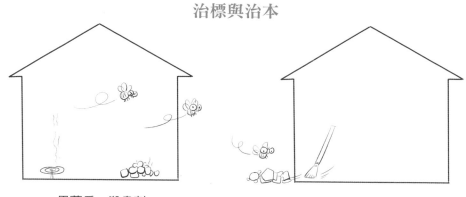

用薰香、殺蟲劑
驅趕房間的蒼蠅是治標。

把垃圾清走是治本。

法。但是，如果有殘留的癌細胞繼續生長，形成新的腫塊，這樣的治療還能算治本嗎？當然不能。可是，如果切除腫塊後，再清掃乾淨淋巴結裡殘留的癌細胞，服用化療藥物，使癌細胞沒有能力生長、擴散，就算治本。所以西醫不只能治標，也能治本。

至於中醫治本，用一個簡單的比喻就說明白了：要驅趕房間裡的蒼蠅，光用薰香或者殺蟲劑是不夠的，還要清掃房間裡的垃圾，不讓蒼蠅有機會進到屋內，將環境打掃乾淨，不給疾病滋生的條件，就是中醫的治本。

無論是中醫還是西醫，只要採取最合適的治療手段，解決問題、讓疾病不再發作，就是治本。

長時間不健康生活，神仙也難救

有些人會問：「為什麼有些病，中醫無法醫治？」很多醫師遇到這個問題，就像被點了死穴，無法回答。其實道理很簡單，**中醫治療歸根究底針對的是失調、是體內環境**，對於已經形成癥結的疾病，幾副中藥又能有多大的力量呢？

以癌症來說，想靠中藥把已經形成的腫塊除掉，比登天還難。現代醫學用放射療法，用具有強大能量和穿透性的射線燒灼癌細胞，效果尚且如此，又憑什麼希望吃點中藥調理一下，就能殺死癌細胞？

糖尿病也是如此，長期不健康的生活習慣，例如高糖飲食、久坐不動，成了糖尿病滋生的溫床。幾十年後，當木已成舟，再指望光靠幾副中藥，就想力挽狂瀾，根本是天方夜譚。只能說中醫不是萬能的，醫生的力量也是有限的。

西醫用刪去法找病因

若想知道西醫能不能治理失調，要先明白西醫是怎麼看病的。

西醫治療有一個明確的思路，即這個疾病是局部哪個問題導致的？炎症是哪種細菌感染造成的？過敏是由什麼物質誘導出來的？

沒有這個思路，西醫找不到診斷的依據，就沒有辦法用藥。西醫診斷是不斷切割問題，找到最終靶點，在這個過程中，有任何一個因素干擾，得到的都是不準確的結論。

西醫診斷要找出明確靶點

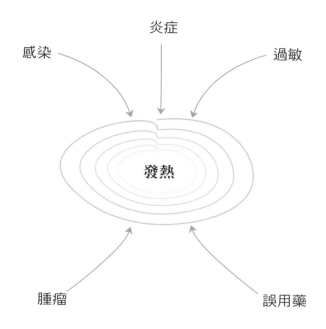

例如發熱是生活中最常見的症狀之一，按照西醫思路，一定要找到身體裡哪個地方有感染、炎症、過敏，或是有腫瘤，或者誤用藥等

一系列原因才能治病。所以西醫需要大量做檢查，排除不可能的原因，找到最終那個引起發熱的因素。

而失調可能哪裡都沒有問題，但身體某兩個部分鬧不愉快、有摩擦，就發生失調，找不到一個確定原因。就像鬧矛盾的夫妻，誰都沒有錯，只是不合適。硬要把錯歸在誰身上，最終可能就是兩個人身上都找不到錯。

中醫從整體看病

面對複雜系統時，人類的研究思路如同小學生，不管哪門學科，常常做局部分析與分解研究，把複雜問題層層分解，切割成微小的碎片，對碎片進行深入的分析，進而推斷出整體的情況。這就是西醫的做法，現代醫學理論也是在這一層面上發展壯大起來的。

但是，在切割分解的過程中，各系統之間的聯繫與交互作用也被摧毀了，而且科學家發現，對局部的了解，並不能認識複雜系統及整體規律。因為一個系統是各部分交互作用的有機整體，而不是單純的機械組合。以整體觀來認識人體的疾病，並治療疾病，正是中醫的獨到之處。

舉個例子，臨床實驗中，一個簡單的咳嗽，經過西醫專家治療卻效果不佳，因為西醫局限在尋找病因，及劃分咳嗽特性（急性、亞急性、慢性），若找不到明確的原因，就不知道怎麼用藥治療；找到原因，治療方式也就那幾種：抗過敏、抗感染、化痰。

整體觀：包含兩個方面，首先人是一個有機的整體，臟腑、氣血、經絡之間不可分割，所以中醫看病，最忌諱頭痛醫頭、腳痛醫腳。其次人與環境是一個整體，息息相關。

由於門診規模和醫療成本的限制，也不可能遇到一個病人就做遍所有檢查，尋找原因，更不用說那些複雜的疾病了。所以西醫在面對大部分疾病時，仍然捉襟見肘、武器有限。

而中醫不同，就算咳嗽了，也不一定是肺的問題，中醫有句話是「五臟六腑皆令人咳，非獨肺也」，表示任何一個臟腑都有出問題，以至於牽連到肺，表現症狀是咳嗽。所以要從整體的角度尋找原因和解決辦法，比如說肝火旺盛，會向上欺侮肺金，肺的功能被壓制，就會表現為咳嗽、咳痰，還伴有兩脅痛、目赤腫痛的症狀。

欺侮肺金：肝屬木，肺屬金，金克木，但當肝的力量過於強大的時候，就會反過來欺侮肺金，肺的功能被上逆的肝氣壓制，就會出現咳嗽、咳痰等症狀。主要治療方式是清肝火，最擅長清肝火的方劑是龍膽瀉肝湯。

五臟六腑皆令人咳

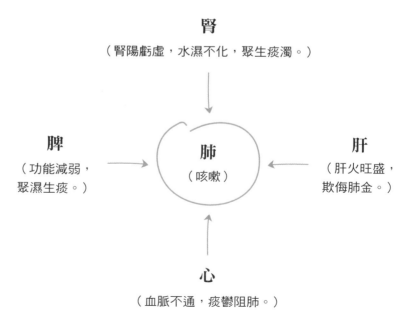

腎
（腎陽虧虛，水濕不化，聚生痰濁。）

脾
（功能減弱，聚濕生痰。）

肺
（咳嗽）

肝
（肝火旺盛，欺侮肺金。）

心
（血脈不通，痰鬱阻肺。）

這個時候光治肺是沒有用的，因為肺本身沒有問題，只要解除對肺的克制，利用清肝火的藥物清除肝的內熱，讓肝肺兩臟的關係重歸平衡，咳嗽自然就好了。

西醫找解決方法，中醫找原因

現代醫學越來越沉浸於檢查疾病，似乎檢測出來的資料，才是研究解決問題最可靠的依據。但是面對未知的疾病，不可能細緻觀察到每個細節，因為已知的背後，始終存在著大量的未知。

如果讓一個熟悉控制論，但不懂醫學的斷案高手，觀察一個人的疾病，會得出什麼結論呢？

首先，這個高手可能不會只研究某個部分，也不會直接針對系統分解進行研究，而是把這個系統視作一個黑箱，通過對輸入和輸出的反應，來觀察系統的整體特徵。其次，他可能會研究系統的內在結構和聯繫。

以發熱當例子，從人本能的反應來看，一定是有外界刺激到系統，系統因此做出對外界的回饋；如果沒有外部影響，人體系統也出現發熱，那麼這個影響應該來自於系統內在的結構，而不是外界的變化。

所以那些強調系統某個參數出現問題，造成人體發熱的看法，從局部看是正確的，但從總體看就是錯誤的。

比如現代醫學面對發熱現象，首先考慮的是，如果發熱造成溫度過高，不管使用何種手段，一定要先退熱，於

控制論：是由美國數學家諾伯特・維納創立，是綜合研究各類系統的控制、交換信息、反饋調節的科學。

黑箱：指那些既不能打開，又不能從外部直接觀察其內部狀態的系統，人體就是一個典型的複雜的黑箱。

是使用抑制誘發人體炎症的合成產物，以達到退熱效果，這種治療方式就是典型的治標不治本。

要做根本治療必須去尋找形成發熱的真正原因，這個刺激到底是從哪來的？而不是單純的降溫。這就是中醫的智慧之一：區分外因和內因。當然西醫也有類似的思路，但並沒有中醫這麼清楚。

人是大自然的產物，用系統論的眼光來看，人體這個小系統，是存在並深深依賴於地球這個大系統之中。

系統論：是理論生物學家路德維希·馮·貝塔朗菲創立的。系統論認為，大至浩瀚的宇宙，小至微觀的原子，如一粒種子、一群蜜蜂、一台機器、一間工廠都是一個系統，整個世界就是系統的集合。

自然與人體系統的關聯性

自然界的寒
（冬天的冰雪。）

體內的寒
（手腳冰冷、發抖、面色白。）

自然界的火
（燃燒的火。）

體內的火
（口渴、目赤、牙齦出血。）

　　面對大自然的無數變化，中醫將自然分成風、寒、暑、濕、燥、火等偏性，我們發現，面對人體小系統的疾病症狀，居然也有類似的特徵，可以分為寒、溫、平、熱、涼等屬性。而且兩者有關聯，大自然冷了，人的身體自然也會冷卻下來。

　　可是該怎麼調節大自然帶來的影響呢？系統的特性就是越進化、發展，脆弱程度就越高。如一塊金屬，放在恆溫恆壓下，可以穩定不壞，僅僅依靠金屬鍵就能有力連接；而生物必須依賴外界的能量輸入，得以維持系統存在。這是進化後，為了彌補系統脆弱性的代償效應。

金屬鍵：是化學鍵的一種，主要存在於金屬中。是金屬原子形成物質的關鍵。

　　人每天都要攝取外界的物質，更要大量且多種類的攝取營養。久而久之，小系統接受外界刺激，產生的回饋多了，人類就能摸索出規律：攝取了什麼會刺激或抑制出汗；攝取了什麼會讓肚子覺得冷或全身暖和。進一步歸納起來，於是出現了陰陽、五行。

中醫的「醫」是為了打開身體自癒力

　　如果說機器損壞了，必須修理、替換才能復原。不同於機器，人體系統的一大優勢就是，具有自我修復的機制。西醫是依靠排除法，而中醫利用外界刺激，調整內部系統，也就是通過誘導人體的自我修復能力或抗擾亂能力來治病，此即為「調理」。

　　然而，有優點就有缺點，中醫的調理也存在三個明顯

的弱點。

一是效果的確定性較低。中醫診斷是在不打開黑箱的條件下操作的，一個症狀有可能是數個原因導致的，而沒弄清楚就貿然調節，或明白原因但只依靠以往摸索出的規律去調節，有可能治療不完善，甚至導致錯誤。

中西醫對同一人體不同的治療手段

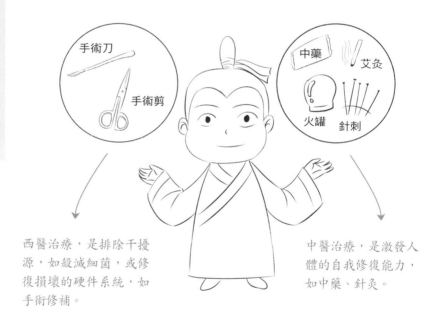

西醫治療，是排除干擾源，如殺滅細菌，或修復損壞的硬件系統，如手術修補。

中醫治療，是激發人體的自我修復能力，如中藥、針灸。

二是調節幅度不如外科手術來得直接、快速。特別是面對瘡瘍腫塊、刀箭外傷、跌打損傷等外科疾病，中藥針灸治療調節的力量較小且療程長、速度慢，但**可作為手術後的輔助調理手段**。

中醫必背

是故聖人不治已病治未病，不治已亂治未亂，此之謂也。

《素問・四氣調神大論》

意思是中醫治病更加重視治未病，治未病包含三重意義：一是防病於未然；二是生病之後防止傳變；三是防止疾病的復發及治療後遺症。

　　三是調節的手段也是有限的。中藥和針灸的存在，使得中醫可用的治療方法雖然豐富許多，但能用的手段較西醫而言，還是有限，因為很多藥物能治病，但也具有一定的毒性。

　　人類在完全摸清人體系統之前，想要弄清楚藥物起效的機理，可以說幾乎毫無辦法，這也是目前中藥藥理研究面臨的困境：中醫針對整個系統調節，中醫師非要用西醫方法，一對一的手段去研究。

中醫調理的弱處

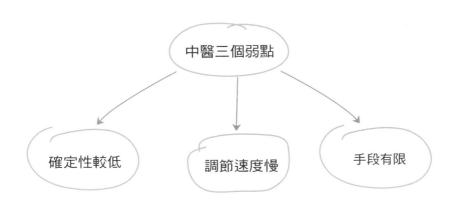

中醫三個弱點

確定性較低　　調節速度慢　　手段有限

　　中醫想發揚光大，就需要揚長避短。不能說治療手段作用力小、起效時間長就一定是壞事。而是根據一個事物的特性，決定它可以在什麼場合派上用場。

　　中醫注重治未病，意思是防患未然。調理整體，讓人體系統維持健康狀態，不讓疾病有機會發生。換句話說，中醫的理念一點也不落後，反而很先進，時時刻刻引導著健康的潮流。

第二章
天有黑夜白晝，
人有陰陽兩極

中醫必背

陰陽者，天地之道也，萬物之綱紀。

《素問‧陰陽應像大論》

▼

這句話說的是陰陽是天地間萬物運行的軌道、綱紀，天地萬物都要遵循陰陽的規律，違反了陰陽平衡，人體就會生病。

外國當然有陰陽。因為太陽東升西落是全世界共同的自然現象，也是陰陽最根本的來源。

外國有陰陽概念，但不太會用

白天太陽高照，氣溫升高，自然界的變化都隨著太陽的升起而出現，這就是陽；夜晚太陽落山，氣溫下降，自然界又隨著太陽落山後，有了另一個面貌，這就是陰。

很多語言有陰陽屬性，因此帶給學習者帶來了極大的困擾，比如：

德語——有著紛繁複雜的陰性、陽性、中性變化。

法語——在發展過程中，丟了中性，保留陰性、陽性。

英語——在發展過程中，基本丟掉了陰陽屬性的變化。

陰陽屬性：表示男性身分或其擔任的工作名詞為陽性屬性，女性則為陰性屬性。

舉語言的例子，不能說明外國人認識陰陽，只能說明外國有陰陽概念。而中國人對陰陽的認識，則要複雜、艱深，且有趣得多。

早在殷商時代，人們就在使用

提起陰陽，我們都知道陰陽<u>互根</u>、對立和統一。陰陽產生的歷史，似乎已然不可考，根據古文獻記述，最遲在殷商時期，中國人就有了陰陽的概念，因為那時已經有《周易》全面解析陰陽變化之理。到了戰國末期，陰陽學派創始人鄒衍，融合了陰陽五行之術，創立了陰陽學派，成為代表人物。

要明白陰陽的起源，以及陰陽在具體事物中是如何界定的，要回到古人的生活環境。陰是寒冷、陰雨、夜晚、秋冬，陽是溫暖、晴朗、白晝、春夏，這是大自然給人類最直接的感受。

大自然的陽與陰

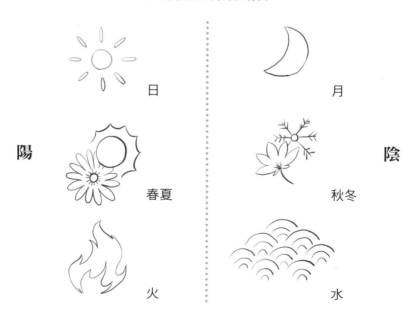

陽　日　月　陰
春夏　秋冬
火　水

這些感受有了更複雜的推演，以古代文獻中，經常出現的地理陰陽為例：古人主要生活在中原黃河流域，在中下游一帶、北回歸線以北處，終年不會有太陽直射。所以當一座大山隔開兩個地方，山的南側可以被太陽照到，俗稱「陽坡」；山的北側太陽照射少，就成了「陰坡」。在更北一些的地方，甚至是常年積雪。

由於中國的地形是西北高而東南低，加上地球自轉偏向力的影響，向東南方流的河流會容易沖刷右岸，形成相對較大的岸差，南邊地勢更顯得低濕，所以河流的南邊就是陰岸，而北邊是陽岸。

北回歸線：是指北半球太陽光線能夠直射到的最北位置，北回歸線以北沒有陽光直射。

自轉偏向力：地球上水平運動的物體，無論朝著哪個方向運動，都會發生偏向，在北半球向右偏，在南半球向左偏，這種現象就叫做地球自轉偏向力。

山的陰陽

山體因受到太陽照射的不同，
分為陽坡、陰坡。

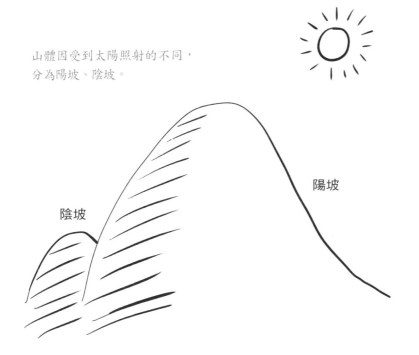

陰坡

陽坡

河流的陰陽

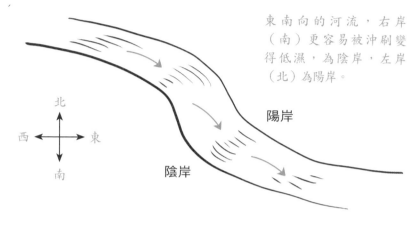

東南向的河流，右岸（南）更容易被沖刷變得低濕，為陰岸，左岸（北）為陽岸。

北

西 ← → 東

南

陽岸

陰岸

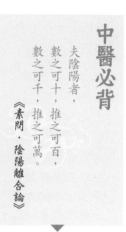
人也能靠陰陽分析

《道德經》說：「道生一，一生二，二生三，三生萬物。萬物負陰而抱陽，沖氣以為和。」這句話總結人類對自然現象、規律的反應。人體陰陽，也是按照上述邏輯推導而來的，並且有著實質性的存在和使用價值。

陰，在中醫裡經常講作陰液、陰血，多形容的是有實體、實質的東西；陽，被稱作陽氣，多是無形但有能量、有功能的東西。

為什麼負陰？因為萬物有形，其存在必須依賴實質的形體，例如人體是由碳水化合物、脂肪、蛋白質等物質組成的。

為什麼要抱陽？因為生物是複雜的系統，必須依賴外界的能量輸入，才能維持系統。而且系統內部要活動，必

須劃分功能才能成為複雜系統。需要外界能量輸入，是抱陽的體現；劃分功能，就是陽氣作用的體現。

人體上下分陰陽，以腰為界，腰以上為陽，以下為陰。這個分法，含有「頭為諸陽之會，有陽氣本性升清、陰氣本性沉濁」的意思。

人體前後分陰陽，腹為陰，背為陽，因為重要器官都在正面的胸腔、腹腔，需要保護，所以人在寒冷、危險時，會下意識蜷縮身體，以保護腹部陰柔的內臟。後背較堅實的肌肉和骨骼屬陽，能保護身體，和陽氣的防禦功能意義一致。

中醫必背

言人身之陰陽，則背為陽，腹為陰。
《素問・金匱真言論》

古人在田間勞作時，面朝黃土，背朝天，因為背部是被陽光照射的一面，所以屬陽，相對的腹部屬陰。養好背部可提升陽氣，增強人體正氣。春夏季節，讓背部多晒太陽，可吸收天地陽氣，增強體質。冬季常晒後背，還可祛除寒冷濕氣。

人體的陰陽

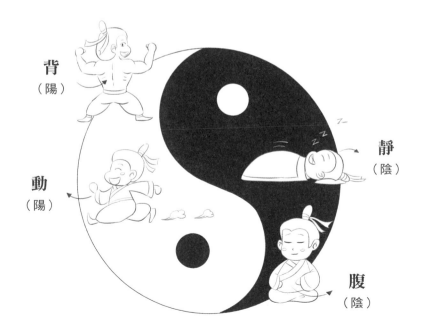

背（陽）

動（陽）

靜（陰）

腹（陰）

人體臟腑分陰陽，心、肝、脾、肺、腎五臟，具有貯藏人體的精氣，藏而不外泄的功能，故為陰；胃、膽、大腸、小腸、三焦、膀胱六腑皆為空腔器官，特點是消化、傳導飲食水穀，將重濁的殘渣廢液排出體外，重點在於傳送而不是貯藏，故為陽。五臟滿而不實，六腑實而不滿，看似繞口，其實界限明確。

總而言之，身體的陰陽不是憑想像，而是古人在和自然的大量鬥爭中形成的智慧產物。只是年代隔得久了，我們不了解其中的智慧。

水穀：是水液和穀物等飲食的統稱，由脾胃負責運化、輸送到身體各個部位，是人體後天營養的全部來源。

滿，指精氣的充滿；實，指水穀的充實。

陰與陽，彼此制約

陰陽是對立鬥爭的。水火不容，這個成語就把所有的意思說明白了。《類經附翼·醫易》中，「動極者鎮之以靜，陰亢者勝之以陽」，指的就是陰陽之間對立制約。

其次，陰陽是相互依存的。如果一方不存在，另一方也就消亡了。正像是沒有上，就沒有相對的下；沒有熱，就沒有相對的寒。在人體也是這樣，沒有血肉，就不會有功能，沒有功能，血肉也就很快腐敗消失。

最後，陰陽是消長轉化的。在陰陽相互制約的過程中，如果一方太盛，就會導致另一方偏衰，因此雙方在互動中要保持相對的平衡。

《九陰真經》開篇第一句話引自《道德經》：「天之道，損有餘而補不足。」就是說大自然裡，不論何時，變

《類經附翼·醫易》：為醫經著作，共四卷，明代張介賓撰。《醫易》為第一卷。

《九陰真經》：是金庸小說中虛構的武學祕籍，威力無窮。其主要內容是金庸根據道家養生經文編寫而成。

化都符合陰陽彼此消長的規律：上半年或下半夜到中午，氣溫逐漸升高，萬物逐漸生發、茂盛，陽長陰消；下半年或下午到上半夜，氣溫逐漸降低，萬物活動逐漸收斂，陽消陰長。人體的陰陽之氣，也與自然之氣相通。

陰陽理論，用門來解釋

　　如果只給人體的五臟六腑簡單的劃分陰陽，無法完整解釋陰陽理論。陰陽在人體不同的層面，分別還起到了不同的作用。簡而言之，就是開、闔、樞。

　　門有兩種狀態，開和關（闔），控制開關需要門軸（樞）。陰陽的變化就和門的開關一樣。陽有開闔樞，陰也有。三陽中，太陽為開、陽明為闔、少陽為樞。三陰中，太陰為開、厥陰為闔、少陰為樞。

　　為什麼會出現這個理論？因為陰陽不斷發展、變化，不免會涉及陰陽的程度問題，意思是要給陰陽定量。

　　「太陽為開」指的是陽氣逐漸升發釋放的過程，在自然界就表現為春夏，萬物逐漸萌發生長。在人體，陽氣的作用，就得到充分的發揮。假設陽氣一直升發釋放，宛如人一直工作不睡覺，會對身體造成負擔，所以需要一個將門逐漸關閉的機制，使太陽的工作過程慢慢停止。即從升發轉到收降，從出轉到入，從浮轉到沉，從外表往內裡走，這個就是「陽明為闔」。而一開一闔，要靠少陽樞機的轉動作用。

開闔樞：是控制人體六經經氣運行的開關，陽經運行的時間，將門打開，使得經脈陽氣充沛，運行順暢，隨著時間的推移，門慢慢闔上，陽氣逐漸減少，與此同時，陰經的門開始打開，陰經開始運行，陰氣漸盛，然後逐漸轉至衰弱，減少到一定程度，陽經又接替陰經開始運轉。

▼

三陽經、三陰經各有開闔樞，同樣這也是疾病傳變的順序。太陽在表，常常是疾病最先、最易侵犯的經絡，然後傳於陽明經、少陽經。

門的開、關、門軸和三陽的開闔樞相對應

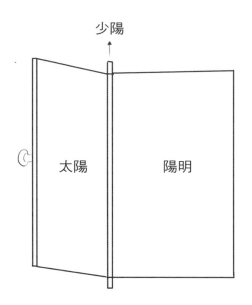

門的開、關、門軸和三陰的開闔樞相對應

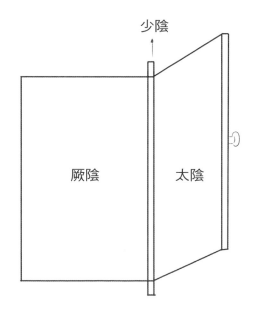

陰氣在外工作了一天要回家，得打開門，不能將陰氣拒之門外，保證這個過程就要「太陰為開」的功能。所以，太陰為開啟動後，陰氣就慢慢進入收藏休養的狀態。與三陽的道理一樣，陰氣不能老是待在家裡不出去，早上還是要出門上班。所以，收藏到一定的程度後，收藏的門戶要慢慢關閉，關閉功能就靠「厥陰為闔」。少陰在當中起到樞轉開闔的作用。

為什麼中醫認為這是對陰陽的定量呢？因為三陰、三陽在開闔的過程中，顯示出陰陽變化的狀態，也就是對陰陽的定量。

太多太少，身體都會受不了

看似抽象的陰陽理論，實際上是在對人體的功能進行概括描述。只要明白陰陽在人體代表什麼，就能知道人體是怎麼工作的。

首先，陰陽概括了人體的生理功能。 正常的生命活動，離不開新陳代謝，這是一個系統內物質和功能協調合作的結果。物質和功能就是陰和陽之間的關係，一方面，營養物質是產生功能的基礎，而功能又是營養物質在體內吸收、轉運、排泄的動力。

另一方面，產生營養物質也需要消耗能量，積累營養物質就是陰長陽消；能量靠消耗物質而產生，功能活動就是陽長而陰消。

陰長陽消，陽長而陰消：長而不偏盛，消而不偏衰，是陰陽此消彼長的平衡。人體也是陰長陽消的過程，隨著年紀的增長，人體陽氣漸漸衰微，陰氣漸盛，直至衰亡。所以養生就是養陽氣，陽氣越旺盛，人就越年輕。

其次，陰陽概括了人體的病理變化。陰陽對立的協調關係遭到破壞後，就會產生疾病。陰陽比例嚴重失調，平衡被破壞會產生嚴重的後果，生命就會受到威脅。

還要用系統的眼光看待人體疾病如何發生。例如，當外界的刺激如風寒封閉肌表和汗孔，就會使體內的熱積滯，身體內邪熱太盛，就是陽長，陰液勢必虛，就會產生這樣的症狀：口渴、小便短少、面紅、大便乾結等。

邪熱在裡，所以在干預調節時，只需要把外界的刺激去除掉就可以了，可以用寒涼藥物清除掉暑熱，或者用祛風寒的藥物解除肌表的封閉，同時，用寒涼藥物清除身體裡的鬱熱，沒有了外界刺激，身體就能自動恢復平衡。

臨床上一些慢性腎炎患者，他們會出現發冷、無力、下肢水腫等症狀。這是因為體內的陽氣不足，陽消則陰長。功能不足，則體內的垃圾就會積累並堆積，進一步影響身體機能。陽虛陰盛產生的內寒，治療時應補充陽氣，當身體的功能得到藥物或其他外界刺激的幫助，調整過來的陽氣，就會像一支有戰鬥力的軍隊，將垃圾統統清掃出去，於是系統又會恢復平衡。

身體的變化就是平衡反應，和勒夏特列原理有點類似。因為中醫治療，其實就是干預陰陽體系平衡的手段。

風寒封閉肌表和汗孔：症狀為無汗、惡寒發熱，是早期風寒感冒的表現。

陽虛陰盛：也就是陽氣虛不能制約陰氣，所以陰偏盛的病理狀態，常見於腎陽虛導致的四肢冷、尿頻、水腫等症。此類的人養生應以養陽氣為主，多吃韭菜、羊肉、龍眼、生薑等溫熱性食物。

勒夏特列原理：又稱化學平衡移動原理，是指如果改變影響平衡的因素，平衡就會被破壞，並向重新平衡的方向移動。

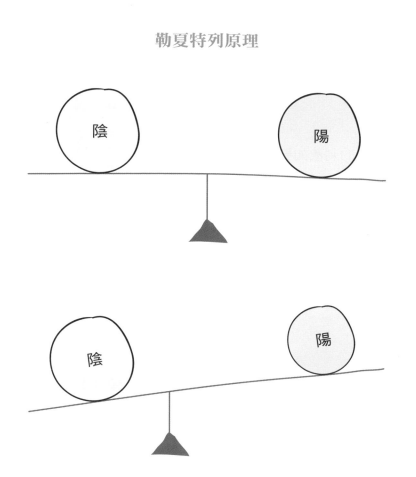

勒夏特列原理

疾病、體質也分陰陽，有根據

　　疾病的種類以及每個患者的特點都不一樣，怎麼才能用陰陽理論概括呢？中醫用「八綱辨證」解釋：陰陽、寒熱、表裡、虛實，其中陰陽是對整個八綱的概括，寒、裡、虛屬於陰，熱、表、實屬於陽。

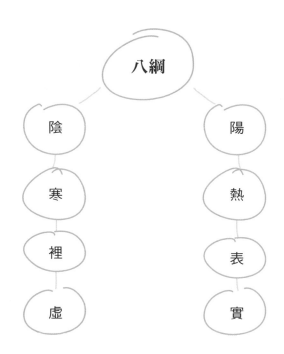

八綱中的陰陽

八綱

陰 — 陽

寒 — 熱

裡 — 表

虛 — 實

中醫必背

陰平陽秘，精神乃治。

《素問‧生氣通天論》

▼

陰氣平和，陽氣密固不散失，說的是陰陽平衡，才是人體最健康的狀態，也就是平和體質，所以養生的最終目的是協調陰陽。

　　要先了解陰陽，這樣才能認清楚疾病的本質。《素問‧陰陽應象大論》說：「善診者，察色按脈，先別陰陽。」把握疾病的特點，在治療時，不至於手足無措。

　　陰陽也是識別病人體質的一把利器。2009 年 4 月，中華中醫藥學會通過兩萬餘例流行病學的調查分析，應用流行病學、免疫學、分子生物學、遺傳學、數理統計學等多學科交叉方法，經反覆論證，制定發布了《中醫體質分類與判定標準》。該標準將中國人的體質劃分為 9 種不同的類型，即平和體質、氣虛體質、陽虛體質、陰虛體質、痰濕體質、濕熱體質、血瘀體質、氣鬱體質以及特稟體質，

每種體質都有一套固定的判定標準。這裡面當然也有陰陽。

　　陰陽不僅是診斷確立疾病變化的方向，也是選擇治療藥物的指導原則。相對應於寒、熱、溫、涼、平等氣候和人體變化，藥物也有酸、苦、甘、辛、鹹、平等不同特性，以適應身體產生的各種偏差。如寒涼、滋潤的藥物屬陰，包含大黃、黃連等；溫熱、燥烈的藥物屬陽，例如附子、乾薑等。

　　陰陽是一個大致的分類體系，是對客觀世界規律與聯繫的總結。陰陽是人類簡化世界的工具，幫助人類締結出這層因果關係，人類才能更有安全感、更可靠的駕馭這個世界。

9種體質的特點：

平和體質：體內環境最健康，最適合五臟工作。

氣虛體質：像一輛動力不足的汽車，所以跑不快也跑不遠。

陽虛體質：體內環境偏寒，就像冰箱的冷藏室。

陰虛體質：人體內總有個不安分的小火苗，好上火。

痰濕體質：水濕容易積滯，內環境如渾濁的石油般黏膩。

濕熱體質：體內環境猶如熱帶雨林，悶熱潮濕。

血瘀體質：體內環境像水混進了泥沙，流動受阻，運行不暢。

氣鬱體質：體內的氣糾結在一起，容易鬱悶、生悶氣。

特稟體質：多與先天相關，以過敏、先天生理缺陷為主要表現。

第三章
五行與五臟、
五行與治療哲學

　　范文瀾表示，陰陽學說、五行學說是中國天字第一、二號學說，可見兩者的重要性。但是五行是從哪來，什麼時候出現的，已無法得知。有文獻記載最早對五行做出概念性介紹的，是《尚書·洪範》中的內容：

> 「五行，一曰水，二曰火，三曰木，四曰金，五曰土。水曰潤下，火曰炎上，木曰曲直，金曰從革，土爰稼穡。潤下作鹹，炎上作苦，曲直作酸，從革作辛，稼穡作甘。」

　　大多數人認為五行是木、火、土、金、水，五種基本元素。「行」，其實表述的是五種運動狀態，意思是順天行氣，歷朝歷代在解釋時都是如此，例如隋唐孔穎達在注釋《尚書·洪範》時說：「謂之行者，若在天五氣流行，在地世所行用也。」五行就是為了描述天地不同時間的狀態以及變化，和陰陽的來源是一致的。

　　我們常常聽到，太極生兩儀，兩儀生四象。四象指的是四季對應的黃道星宿，即青龍、白虎、朱雀、玄武，根

范文瀾：字仲雲，1893 年生，浙江紹興人，中國現代歷史學家，著有《中國近代史》、《文心雕龍注》。

土爰稼穡：前面四行都說「曰」，此處說「爰」，爰就是曰，是故意用另外一種說法來強調，可見土最重要。土的功能是稼穡，稼是種莊稼，穡是收莊稼。土居於中位，可以承載四方，起了一個生化，滋養的作用。

四象與四方，四季的對應關係

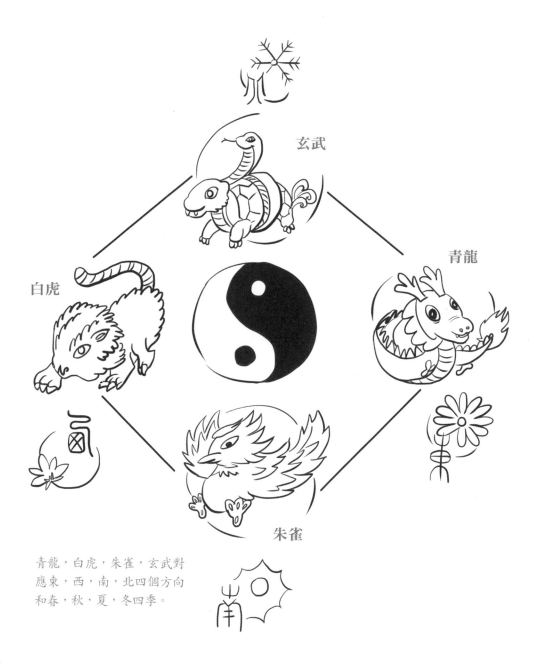

青龍，白虎，朱雀，玄武對
應東，西，南，北四個方向
和春，秋，夏，冬四季。

據歲差偏移，把黃道星宿定位為東西南北四個方向。現存最早的四象星宿圖記載於春秋時，與《洪範》時間相近。四象是具有四季特徵的天文現象，和五行的變化在時間上息息相關。

古人為什麼要研究這個？甚至還有祭司、司天監等相關職位。關於這點，我們可以從下面這句得到解答：

> 聖人慎守日月之數，以察星辰之行，以序四時之順逆，謂之曆。
>
> ——《大戴禮記·曾子天說》

意思是古人研究天文、時間、曆法，是為了摸清楚天地星辰的規律，然後以此為準則，指導自身的生活作息、生產、行政。道理很簡單，這些準則既然符合大自然的規律，那麼也能通過大自然的力量影響到人。

五行如何與五臟對應？五行描述的是運動狀態，大自然天時的變化、植物生長、人類的農業活動受其影響，分成生、長、化、收、藏等五種狀態變化。人同樣如此，生長發育、年老體衰也符合這個規律。

五行與五臟的關係

五行和五臟也有對應關係，心陽有溫煦的作用，對應火；肝有升發、發散、疏泄作用，是木的特點；脾幫助

生：春生，生命在春季復甦。

長：夏長，生命萬物於夏季蓬勃的生長。

化：長夏化，生命在長夏最容易發生變化。

收：秋收，生命在秋季逐漸收斂、平靜。

藏：冬藏，生命在冬季蟄伏。

胃消化水穀，運送精微，為氣血生化之源，和土的功能一樣；肺主升降（即氣機的運動形式），肺氣本身屬降，而金的特色是肅降、收斂，和肺相同；腎主藏精，精氣中有水，維持著生命活動的全過程，能潤養萬物，故和水的特性一致。

需要強調的是，這裡對五臟功能的描述，僅僅是劃分各系統功能，與實體的臟器可以說毫無關聯。

當西方醫學傳入中國，對具體解剖臟腑的名詞進行翻譯時，參照了傳統五臟名詞，其中有些翻譯並不是十分恰當，例如西醫的脾是免疫器官，而中醫卻代表著消化的功能，兩者毫不相關；腎在解剖上是過濾尿液的器官，但在中醫概念裡，卻和解剖學上的生殖器官，以及其他一些主導內分泌的器官更接近，對於不懂醫學的人來說，不是那麼容易區分出來的。

中西醫五臟的對應關係

西醫	中醫
心臟（循環系統）	心（循環系統、神經系統）
肝臟（消化系統）	肝（消化系統、神經系統、循環系統）
脾臟（淋巴系統）	脾（消化系統）
肺臟（呼吸系統）	肺（呼吸系統、淋巴系統）
腎臟（泌尿系統）	腎（內分泌系統、生殖系統）

中醫必背

六腑者，傳化物而不藏，故實而不能滿。

《素問·五臟別論》

▼

六腑是傳導水穀糟粕等有形物質的器官，也是人體的傳送帶，所以六腑以通為順，不通則會出現便秘、胃脹等病症。

五行與相生相克關係與運用

一旦確立了五臟和五行的對應關係，五臟子系統之間的關係也就出來了，一個子系統（一臟），能夠促進另一個子系統助長和滋生，也就是相生，如木生火、火生土、土生金、金生水、水生木。從這裡更能看出，五行概括了氣的功能、運動特徵，不然金怎麼就無緣無故能生出水來呢？就算熔化了金屬，也不是水。但從氣機的角度講，陽氣被肺臟收斂起來，下一步就要藏起來，以休養積蓄陽氣，這和腎臟藏精的功能很吻合。

子系統之間也有制約、克服和抑制的作用，即我們說的相克，如木克土、土克水、水克火、火克金、金克木（按：克亦作剋）。有些人會問：「火不是也克木嗎？」但從氣機的角度，一個向上向外的氣機，只會助長另一個向上向外的氣機，木能生火（木生火），火又能抑制金（火克金），金被克制也就不能過分克木了（金克木）。五行處在相對平衡的狀態，中醫上稱之為「制化」。

腎臟藏精：腎臟儲藏了人體最精華、最重要的生命物質，所以養腎就是養人體的根本。

制化：是指五行的克制，化生，生中有克，克中有生，才能維持五行間的相對平衡協調。

五行相生相克規律

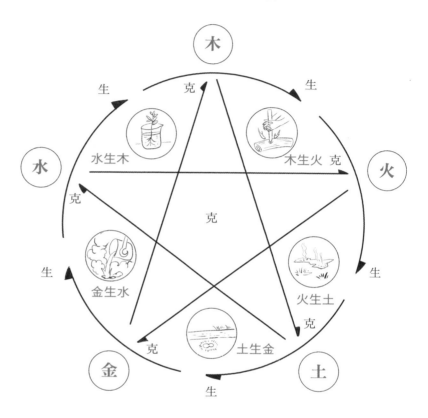

木，五行之始也；水，五行之終也；土，五行之中也，此其天次之序也。

——《春秋繁露·五行之義》

木得金而伐，火得水而滅，土得木而達，金得火而缺，水得土而絕。萬物盡然，不可勝竭。

——《素問·寶命全形論》

達：指貫穿，樹木生長的根系將土壤貫穿，是木對土最直接的克制關係。

五行相生相克是一種規律的關係，子系統合作、制約的結構還有以下兩個特點：

首先，每個子系統都不可替代，一個子系統出了過亢或過衰，連帶影響其他子系統，甚至接二連三的出現問題。

其次，生克關係是單向、不可逆的。五行可以正常生克、勝復調節，此外，在外界因素的影響下，也會產生的反常相克。

相克關係如果平衡遭到破壞，通常有兩種情況：一是被克方的自身力量過於薄弱，克制方會乘其弱小，產生克伐；二是克制方過於亢盛、不受制，即使被克方力量正常，克制方仍會過分克伐。這兩種情況稱為相乘。

相侮，也叫反侮、反克，也有兩種情況：一是被克方力量極盛，反而去欺侮克制方；二是克制方本身力量薄弱，反而被力量正常的被克方被克伐了。

需要注意的是，相乘、相侮往往同時發生，因為當一個子系統因外界干擾變強或變弱時，就會產生連鎖反應。比如金克木，金的力量極盛，就會對木過分克伐，即相乘；同時金也會反過來欺侮生它的土，就是相侮。

對應到人體，就是臟腑機能互相扶助、彼此制約，在疾病發生時尤為明顯。如果系統內部出了問題，會表現在外，中醫有一句話是：

視其外應，以知其內臟，則知所病矣。

——《靈樞·本藏》

人體內臟的病變或異常，一般都能從神色、光澤、形態、聲音、

相乘、相侮

相乘（水克火）

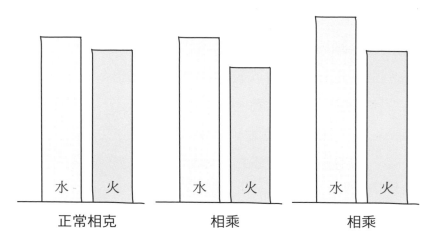

水　火　　　水　火　　　水　火

正常相克　　　相乘　　　相乘

相侮（水克火）

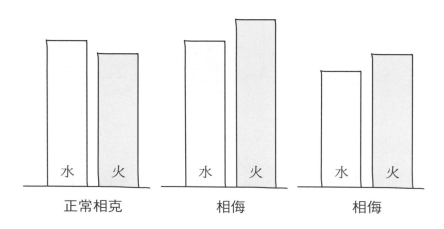

水　火　　　水　火　　　水　火

正常相克　　　相侮　　　相侮

口味、舌苔、脈象，以及一系列自覺症狀如疼痛、搔癢、無力等方面反映出來。如面見青色、喜食酸味、兩肋脹痛、脈弦（指脈長而有力），說明是肝臟有問題；面見紅色、口苦、尿黃短急痛、舌尖紅或碎痛、脈洪數（指脈洶湧、跳很快），可診斷為心火亢盛；而肝旺克脾的患者，則出現臉色青黃、口泛酸水、脈象弦弱等一系列症狀。

　　用五行理論發現了臟腑的問題，也能用五行解決問題，甚至還能預料到疾病的發展方向，提前做好應對準備。例如：

> 見肝之病，知肝傳脾，當先實脾。
>
> ──《金匱要略》

　　中醫利用五行的生化和克制規律，整理出一系列治療方法，五行相生包括滋水涵木法、金水相生法、培土生金法等；而五行相克則有抑木扶土法、培土制水法、佐金平木法、瀉南補北法等。其中的道理也很簡單，水能生木，如果發現肝（木）陰不足時，就補腎（水）來滋養肝；因土能克水，於是發現腎中水濕太盛時，就用補脾（土）清除水濕。

見肝之病，知肝傳脾，當先實脾：肝臟有病，因肝（木）對脾（土）有天然的克制關係，就知道病毒馬上要傳給脾了，此時應強健脾胃，以防傳變。只要脾胃不傷，則肝病不易向他臟傳變，且肝病也容易痊癒。一般有肝病的病人，會同時出現腹脹、大便溏薄、精神倦怠等脾胃系統的症狀。

五行治病，就像親子關係

　　古人具有運用五行治病的思維，在治療時，能有這樣

的巧思，也是十分有趣。下面講一個治療案例以饗讀者。

以木克土治失眠

　　有一戶人家的媳婦，因為思慮過度，已有兩年睡不著，很多醫生都認為她無藥可救。她的丈夫找了當時的名醫張子和幫忙看病。張子和問了病人的情況，把脈時，發現這位病人的兩手脈搏都動得緩慢，因此診斷為長期思慮傷脾導致的失眠。於是和病人的丈夫商量用激怒法，以情緒治療情緒病。

　　取得同意後，張子和住在這戶人家裡，每天好酒好肉，動不動就要紅包、診費，可是不曾開過處方，態度還很傲慢。病人怒從心中起，大發脾氣，當時出了一身汗，當天晚上覺得十分疲憊，便昏沉睡去，睡了八、九日才醒過來。從此不再失眠，食欲漸長，脈象也變得平和了。

張子和：名從正，字子和，金代的名醫，為「金元四大家」之一，著有《儒門事親》。

中醫五行裡說脾對應土，情志方面對應思慮，當思慮過度，脾臟氣機就會結滯住，當氣機結滯住了，需要把氣機散開、理順。而肝臟（子系統）可以調動肝臟升散、疏泄氣機，把鬱結的脾氣散開。在情緒上要使病人發怒，一怒就解決問題了。如果不解釋推導過程，告訴眾人這是遵循中醫五行理論，讓患者發脾氣，就能把失眠治好，恐怕說出來誰都不信。

脾：脾在志為思，思慮過度會傷脾，所以平常用腦較多、思考過多的人，應注意養脾。

肺病應該怎麼治

再說一例，老年人很容易得一種病，較明顯且輕微的症狀就是走路氣短，重則爬樓就喘，這種病叫做慢性阻塞性肺疾病（簡稱慢阻肺），嚴重時，會產生<u>肺動脈高壓</u>、<u>肺源性心臟病</u>。

西醫認為，這是病人的氣道出現阻塞，管徑變得狹窄導致的，一開始還只是呼吸不暢，所以產生氣短，隨著病情發展，氣道彈性逐漸減退，肺部也深受影響，產生沒有呼吸能力的肺部氣腫、大泡。這個時候西醫能做的，只有使用支氣管擴張劑，讓氣道稍微舒張，可是當氣道炎症反覆出現，就會加重症狀，只能抗感染、化痰、平喘，幫助患者度過急性加重期。若之後炎症仍不斷出現，氣道會進一步阻塞，毫無他法。

肺動脈高壓：肺動脈壓力過高，可能會出現呼吸困難、乏力、暈厥、心絞痛等症狀。

肺源性心臟病：簡稱肺心病，是因肺動脈高壓引起的心臟病，以呼吸衰竭為主要表現。

慢阻肺的病理變化

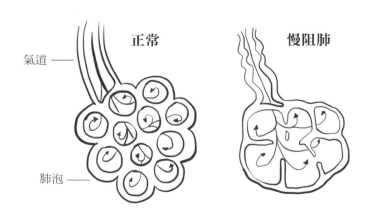

氣道 ——　　　正常　　　　　慢阻肺

肺泡 ——

中醫治療肺病，用的是五行學說。病剛開始出現初期症狀時，中醫認為，身體免疫力低下、呼吸氣短時，是因為肺氣不足導致的，所以只要使用能補肺氣的治療手段就可以了。

當病症發展到中期，因為長期氣機不暢，子系統的問題會影響到其他子系統，於是人變得沒有精神，也沒有胃口，中醫認為這是「子盜母氣」，子系統的問題容易傳遞到生它的子系統，就像孩子不學好，父母要負責任。

子盜母氣：脾土為母，肺金為子，肺長期有病，會連累脾，最終導致肺脾兩虛。心、肝也有類似的傳變關係，心為子，肝為母，當心血不足，就會損及肝血，以至於心肝血虛。

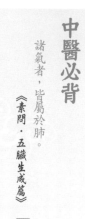

中醫必背

諸氣者，皆屬於肺。

《素問・五臟生成篇》

▼

肺臟掌管人體所有的氣，氣病皆可從肺論治。

系統相互影響

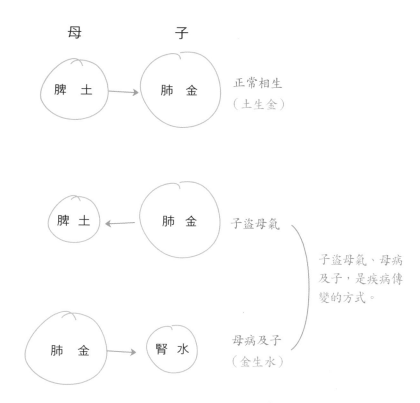

母　　　　子

脾土 → 肺金　　正常相生（土生金）

肺金 → 脾土　　子盜母氣

肺金 → 腎水　　母病及子（金生水）

子盜母氣、母病及子，是疾病傳變的方式。

出現肺病，就是脾胃功能出現紊亂。發展到這個階段不需要緊張，補土生金，只要調整患者的脾胃消化功能，還是可以改善肺部的能量不足。

肺病到了晚期，就算人在平地，走兩步也會很喘。因為肺為氣之主，腎為氣之根，肺主出氣，腎主納氣，氣之根也被消耗掉了。中醫認為這種情況叫做「母病及子」，這時需要用到的治法是「金水相生法」，**通過補腎的手段，緩解肺氣不足。**

對比中、西醫治療慢阻肺的方式來看，中醫看待疾病，更加注重整體系統、各個子系統之間的關係，所以有更多不同的思路和治療方法。在五行的問題上，中醫也不是那麼死板的認為，五行之間的關係是怎樣的，五臟關係也必須是怎樣的，五行的劃分和定義，只是為了更清晰的說明子系統的功能以及關係。

母病及子：肺金代表母，腎水表示子，肺有病，也會逐漸消耗腎的精氣，導致肺腎兩虛。老年人哮喘後期，出現形寒肢冷、呼吸短促、尿多，水腫等症狀，就是肺腎兩虛的典型表現。

第四章
中醫看臟腑，
以及看不見的三焦
──觀點與西醫不太一樣

從這一章開始，我們會介紹臟腑，中醫裡臟腑牽扯到藏象的概念。臟器在人體的內部，無法從身體表面看到或觸摸，所以稱之為「藏」，後寫作「臟」，包含五臟六腑，是構成機體的核心。「象」指表現於外的各種生理功能、現象，所以合起來叫藏象。

廣義的藏象指的是五臟：即心、肝、脾、肺、腎；六腑包括膽、胃、大腸、小腸、三焦、膀胱；奇恆之腑包括腦、髓、骨、脈、膽和女子胞（子宮），以及內臟與外在組織器官之間的各種關係等。而狹義的藏象就是指五臟和六腑。

臟腑：是中醫特有的概念，包括五臟、六腑、奇恆之腑，奇恆之腑不是飲食、消化、排泄的通道，但是能貯藏精氣，與臟相似，此外需要注意的是，中醫臟腑與西醫器官不存在對應的關係。

藏象：藏，即臟，指人體的臟腑；象，指外在的生理、病理現象。

臟腑的分類

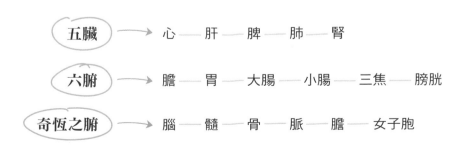

五臟 ──→ 心 ─ 肝 ─ 脾 ─ 肺 ─ 腎

六腑 ──→ 膽 ─ 胃 ─ 大腸 ─ 小腸 ─ 三焦 ─ 膀胱

奇恆之腑 ──→ 腦 ─ 髓 ─ 骨 ─ 脈 ─ 膽 ─ 女子胞

臟腑的概念，包含以下兩個方面：

一是**臟腑的形態**，也就是實質的器官，比如心、肝的形態、大小還有部位等。

二是**臟腑的生理功能**，包含各個臟腑的活動，臟腑與臟腑、組織器官、環境之間的關係。

在臟腑系統中，五臟處於核心位置。那麼，我們首先來看看五臟的基本結構和功能。

心君主，主宰生命

心者，君主之官，
神明出焉：是五
臟六腑的君主，
處於主宰地位，
人的精神思維活
動都出於此。出
自《素問·靈蘭秘
典論》。

中醫有一句話是：「心者，君主之官，神明出焉。」這句話概括了心臟的基本功能。君主是古代擁有最高權力的統治者——皇帝。古人認為心在生命活動中，處於核心主宰的位置，領導所有臟腑，所以稱為君主之官。而神明的意義很廣泛，這裡主要指心的功能表現，用現代的話來講，就是人的精神活動，還有思想意識等，這些表現稱為神明。

《黃帝內經》：
是現存成書中，
最早的一部醫學
典籍，也是中醫
學發展的理論基
礎和源泉。分為
《素問》、《靈
樞》兩個部分，
共162篇。

早在《黃帝內經》中，就對心的生理功能有兩個方面的闡述：

一是**心主血脈**，我們的血液在血脈（血管）中循環，需要心臟推動，心臟是血液循環中，最重要的器官。

二是**心藏神**，心臟處於全身的主導地位，是內臟十二官功能活動的領導，人的一切精神意識和生理活動，都是心的功能表現，所以說心臟是整個臟腑系統的核心。

剛剛說的都是心的基本功能。另外，心與體表，還有組織之間的聯繫，也延伸出了其他功能。如有一句話叫做：「其華在面，其充在血脈。」

「華」就是精華，精之外華，意思是臟腑精氣表現在外，我們可以通過觀察外在表現，推知臟腑氣血的盛衰。例如一個人血脈旺盛，就可以看到臉色紅潤、飽滿；如果一個人血脈衰弱了，則臉色蒼白、憔悴。

「充」是指臟腑的精氣，意思是精氣滋養、補充各個組織。剛才說心主血脈，是一身血脈循環的樞紐，也是濡養全身的關鍵。

其華在面，其充在血脈：心生理功能是否正常，會顯露於面部的色澤變化。心氣不足，則面色發白，沒有光澤，血瘀則面色青紫。

肝將軍，對抗外敵

中醫有一句話叫做：「肝者，將軍之官，謀慮出焉。」將軍是古代武將，戲劇或小說裡的將軍，性情通常都是剛強急躁、好動。

肝的性能，也是古人在臨床實驗中觀察到的，有人因為大怒，影響到肝的活動。前面句子提到的謀慮，意思是深謀遠慮、籌畫對策，代表肝臟具有這種防禦功能，因此，我們可以了解將軍和謀慮，都是形容肝的特性和功能。但是，肝的謀慮還需要膽做出決斷。

肝的外在表現是「其華在爪，其充在筋」。爪代表手指甲、腳趾甲，筋指全身的各種筋脈。如果肝氣充足，全身上下的筋脈力量就強勁，關節屈伸有力。如果肝血充

肝者，將軍之官，謀慮出焉：肝臟剛強，是五臟中的將軍，將軍運籌帷幄，性格剛強，寧折不彎。所以養肝要順著肝的脾氣，不要壓抑肝向上升發，具體就是要保持心情愉悅、積極豁達，憂鬱、發怒都會擾亂肝氣，導致疏泄失常。

盈，手指甲、腳趾甲就會光澤紅潤；如果肝血不足，則看起來乾枯無光澤。

肝的主要功能也有兩個。一個叫做**肝主升發**，是指人身體內的清氣，需要利用肝，向上、向外透發提升。就好比春天萬物復甦，樹木花草都欣欣向榮，向上展開、生長。人體也是一樣的，表現在肝主升發。

第二個叫做**肝主疏泄**，所謂疏泄是指疏通排泄。消化、氣血津液順利流通以及糟粕排泄，都需要肝來保持運行通暢、舒展，不出現瘀滯。

脾百姓，氣血靠它轉化

脾在五行之中屬土，能夠承載萬物。中醫講脾是人的後天之本，其重要性不言而喻，脾被稱為後天之本，是因為有以下幾個功能：

其中一個功能是脾主運化。運化是脾的重要功能之一，胃為了收納人吃進來的飲食水穀，必須經過脾的運化，才能夠變成精微物質，輸送到全身，起到營養作用，就是所謂的「脾為胃行其津液也」。

另一個功能叫做脾主統血，脾能夠統攝全身的血液，使血液在血管中運行，不偏離軌道。脾是個多血的臟腑，能儲存血液，就像大地上的湖泊，在雨水豐沛時，儲存雨水。其次，脾氣有固攝作用，前面講了脾主運化，能產氣血，氣血共同運行。如果把氣比作馬車的馬，那血就是馬

中醫必背

怒傷肝。

《素問・陰陽應像大論》

▼

雖然怒是肝的情志，但是怒氣太過，反而會自傷。比如人在暴怒之時，肝氣上逆，往往面紅耳赤、頭痛、眩暈，甚至吐血、暈厥。

後天之本：脾為後天之本，是各個臟腑營養的來源。所以有一種說法是治病養生先調脾，養好脾胃，人體才有源源不斷的動力。

精微物質：指的是氣、血、津液和水穀精微等營養物質。

車上的貨物，貨物通過馬車的運載，到全身的各個部位。

　　馬車不會毫無目的行走，偏離軌道，這是因為脾氣能固攝血液，保證血液在脈管中流動，而不是四處亂竄。如果固攝作用減弱，就會出現崩漏、便血、紫癜等疾病。

　　脾的外在表現是，「其華在唇，其充在肌」。嘴唇的顏色與全身氣血是否充盈有關，而脾為氣血生化之源，所以嘴唇的色澤是否紅潤，不但反映全身氣血的狀況，更反映脾胃運化功能是否正常。

　　《素問‧痿論》說：「脾主身之肌肉」，這是由於脾胃為氣血生化之源，全身的肌肉需要靠脾胃運化的水穀精微得到營養，才能使肌肉發達豐滿、健壯。

紫癜：是皮下出血的一種表現，表現為紫色皮膚改變，壓之不褪色。

肺宰相，輔佐心臟把血液送至全身

　　大多數的人比較熟悉肺的呼吸功能，中醫術語稱為肺主氣，司呼吸。什麼叫肺主氣呢？因為人體裡的氣和自然界的氣，會互相交換。這個過程主要靠肺來完成，人在一吸一吐時，肺將體內、外的氣進行一次交換，所以肺是氣體交換的場所。

　　肺還有一個功能叫做肺朝百脈，「朝」就是朝拜，「百脈」是體內的經脈。朝百脈是個很形象的名詞，前面講到心為君主之官，君主是要接受大臣、臣民朝拜的。但是君主不可完成所有的政務，那就需要有一個官職來輔佐他──宰相，對應到人體中，輔佐心的臟腑就是肺。

肺朝百脈

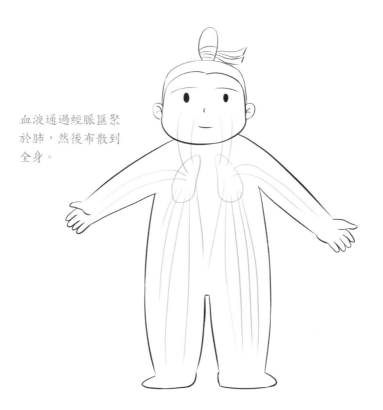

血液通過經脈匯聚
於肺，然後布散到
全身。

肺者，相傅之官，
治節出焉：肺的
位置很高，一人
之下萬人之上，
是輔佐君主（心）
的宰相，幫助君
主治理協調五臟
六腑。

　　首先從位置上來講，肺和心都處於胸腔，位置都比較高，屬於臟腑裡位置最高的兩個臟器。其次《黃帝內經》裡面說：「肺者，相傅之官，治節出焉。」治節就是治理、調節，指肺能協助心調節其他的內臟以及氣血。

　　肺，其華在毛，其充在皮。在生活中經常可以看到肺和皮毛的關係。比方說一個人的皮膚看起來比較乾燥、枯萎，沒有光澤，毛髮也比較稀疏，那麼這種人往往容易受風寒或風熱，導致感冒、發熱、咳嗽等。

腎倉庫，儲藏精氣

《黃帝內經》裡有一段敘述：「腎者，作強之官，伎巧出焉。」所謂「作強」是指精力充沛，強於作用，「伎巧」則表示精巧多能。

腎的第一個功能叫做腎藏精，有兩層含義：一是藏五臟六腑之精，也就是水穀轉化成了五臟六腑的精氣，儲藏在腎臟。二是通過腎氣和天癸作用產生的精，藏於腎。這是人類生殖、生育的物質，也就是男女交合的精氣。

第一層含義所說的五臟六腑之精，是來自於飲食，當臟腑精氣盛，就會有多餘的精氣儲存在腎裡；如果五臟六腑精氣不足，而腎的精氣旺盛，就可以將儲存的精氣提供給五臟六腑。而第二層含義腎藏生殖之精，是從父母那裡秉承而來，是生育繁殖的基本物質。

腎的另外一個功能叫做腎主骨。骨不僅僅是骨骼，因為腎能生骨髓，而骨髓通於腦，腦為髓海。腎氣充盈，就能夠生出骨髓，骨髓充盈也就反過來證明腎氣旺盛。所以一個人腎氣充足，那麼他的骨骼就強壯有力，大腦也會聰明伶俐、靈敏、智慧。

腎還有第三個重要功能，就是腎主水。這裡的水是指人體全身的津液，津液來源於水穀，也就是我們的飲食。清澈水液叫津，較渾濁則叫做液。腎主管著全身上下所有津和液的代謝，比如說小便、汗液等。

中醫必背

腎者，主蟄，封藏之本，精之處也。
《素問・六節藏象論》

▼

腎主靜不好動，對精氣有閉藏作用，不使其無故流失。常用雙掌摩擦後腰部，可補腎強壯。

天癸：指腎中精氣充盈到一定程度，化生具有促進人體生殖器官成熟、月經產生、維持生殖功能的精微物質。女子天癸至，月經來潮，男子天癸至，發育成熟，能繁育後代。

髓海：指腦。另有氣海（膻中）、血海（衝脈）、水穀之海（胃）。

中醫必背

腎主身之骨髓。

《素問・痿論》

骨的生長發育以腎精為基礎，骨髓為腎中精氣所化。腎精充足，則骨骼堅實，強壯有力。老年人骨質脆弱，易於骨折，與腎中精氣不足、骨髓空虛密切相關。

齒為骨之餘：牙齒是人體最堅硬的骨骼，由腎中精氣充養。腎中精氣充沛，牙齒堅固不容易脫落，如果年老腎中精氣衰竭，牙齒亦鬆動、脫落。每日早晚各叩齒36次，可以堅固牙齒並健腎。

中醫說腎「其華在髮，其充在骨」。頭髮是腎氣是否充足的一個重要標誌，如果一個人頭髮非常濃密、烏黑明亮，表示他的腎氣很充足。反之，如果看到一個人頭髮比較枯萎、稀疏，代表這個人腎精不足、腎氣虧虛。

其充在骨，則表示腎氣充盛，骨骼就強壯。骨骼的一個重要標誌就是牙齒，因為除了牙齒，其餘骨骼一般肉眼是看不到的，所以中醫有一句經典的話：「齒為骨之餘」，如果腎氣充盛，骨骼強壯，牙齒就會堅硬，不易鬆動、脫落，而老年人腎氣慢慢衰竭了，牙齒就容易掉落。

說完五臟，再來說六腑。六腑是膽、胃、小腸、大腸、膀胱、三焦的總稱。《黃帝內經》說：「六腑者，傳化物而不藏，故實而不能滿也。」六腑裡有飲食水穀和食物殘渣，是為「實」，但必須不斷的傳導變化，不能停頓積聚，為「不藏」，否則就會塞滿。這與五臟貯藏精氣，必須保持「滿而不實」截然不同。因此，中醫有一種說法是「六腑以通為用，以降為順」。

膽軍師，協助肝做決斷

膽是個囊性器官，與肝直接相連，附於肝的短葉間。膽與肝通過經脈的互相絡屬，構成表裡關係。膽的主要生理功能是貯藏和排泄膽汁。中醫稱膽汁為「精汁」，膽囊則稱為「中精之府」。肝分泌膽汁，並在肝的疏泄作用下注

入小腸，以促進食物的消化和吸收。

由於肝膽互為表裡，肝與人的精神情緒有關，因而膽氣的盛衰也會影響到精神、意志、思維活動。中醫有「膽主決斷」的說法，就是指膽在精神活動中，具有判斷事物、做出決定的作用。

胃糧倉，與脾配合，維持生命

胃，又稱「胃脘」，位在腹腔上部，上接食道，下通小腸。胃的主要功能是受納水穀和腐熟水穀。

受納，就是接受和容納。胃能受納人吃下去的食物，並暫存其中，故胃有「太倉」、「水穀之海」之稱。胃氣必須保持通降下行的特點，才能受納水穀。如果胃氣上逆、拒不納食，就會出現食欲不振，甚至嘔吐呃逆、胃脘脹滿、大便祕結等胃氣不降的症狀。

容納於胃的食物，在胃氣的作用下，進行消磨，變為食糜，這種初步消化過程，便稱之為「腐熟」。食物經過胃的腐熟後下傳於小腸，其精微部分通過脾的運化供養全身。因此，胃的受納、腐熟功能，必須與脾的運化功能相互配合，才能維持人體的生命活動，所以中醫常將脾胃合稱為「後天之本」。

中醫必背

膽者，中精之府。

《靈樞・本輸》

▼

中精之府，儲藏清淨汁液（膽汁）的地方。膽汁可以幫助食物消化。對於一些脾胃不好、食欲不振、消化不良、面色發黃的病人，一定要養膽。

太倉：為古代政府積藏糧食的地方，因為胃是人體儲藏飲食物的糧倉，故稱。

食物消化的過程

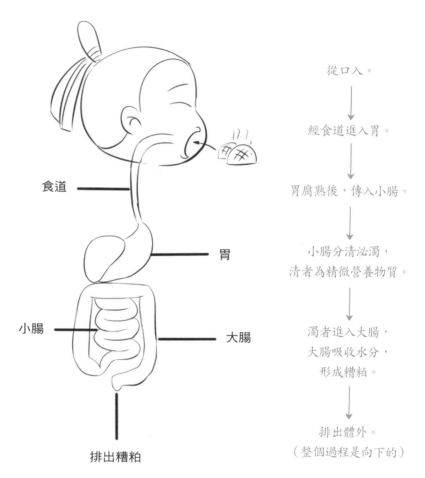

從口入。
↓
經食道進入胃。
↓
胃腐熟後，傳入小腸。
↓
小腸分清泌濁，
清者為精微營養物質。
↓
濁者進入大腸，
大腸吸收水分，
形成糟粕。
↓
排出體外。
（整個過程是向下的）

食道
胃
小腸
大腸
排出糟粕

小腸，食物在這裡進一步被消化

幽門：是胃和十
二指腸的連接
口，食物從這個
口由胃進入十二
指腸。

　　小腸是一個相當長的管道器官，包括十二指腸、空腸和回腸。其上口在幽門處與胃相接，從而接受來自胃腑下傳的食糜並予以盛納，稱為「受盛」。

　　食糜在小腸內經過進一步消化，分為清、濁兩部分，

這個過程叫做「化物」，又稱為「泌別清濁」。其中清者，即水穀精微和津液，由小腸吸收後，再經脾氣的轉輸，散布全身；濁者，即食物的糟粕和利用後的水液。糟粕通過闌門，即小腸的下口與大腸相接處送到大腸，最終形成糞便排出體外；水液則滲入膀胱，最終作為尿液排出體外。

　　由於小腸在吸收水穀精微的同時，也吸收大量富有營養的水液，故有「小腸主液」之說。

闌門：指大、小腸交接處，猶如門戶間之門檻。

大腸，接收食物殘渣，排出體外

　　大腸是管腔器官，包括結腸和直腸，在腹中呈現回環疊積。大腸的上口與小腸在闌門處相接，其下端則連接肛門。小腸下傳的食物殘渣含有大量水液，大腸接受後，便吸收水液，使食物殘渣形成糞便，再傳送至大腸末端，並經肛門排出體外。

　　由於大腸吸收的水分，幾乎沒有營養，故稱「大腸主津」；又將糞便向下傳送，排出體外，故大腸也有「傳導」的作用。

結腸：始於盲腸，終於直腸，分為升結腸、橫結腸、降結腸和乙狀結腸等四部分。主要功能是吸收水液，形成糞便。

膀胱，貯存、排泄尿液

　　膀胱能夠貯存、排泄尿液。膀胱呈現中空有腔的囊狀，在腎之下，大腸之前，通過經脈與腎構成表裡關係。故腎中有陽氣，膀胱也會有陽氣，腎主水，膀胱亦主水。

腎主水，膀胱亦主水：腎與膀胱互為表裡，但膀胱跟腎一樣主水，為小便的通路，又稱「水道」。

人體的津液通過肺、脾、腎等作用，散布到身體各處，發揮滋潤濡養作用。代謝後的水液則下歸於腎，傳到膀胱貯藏，再經過膀胱的氣化作用分為清、濁兩部分。清者，可上蒸為氣，外達為汗；濁者，則下注為尿。

氣化：在這裡專用於概括膀胱生成尿液和汗液的功能。

膀胱貯尿與排尿功能，依賴腎氣與膀胱之氣的升降協調，腎氣主上升，膀胱之氣主通降。腎氣能促進尿液的生成，並控制排泄；膀胱之氣通降，能推動尿液的排出。

三焦是全身高速公路

三焦是六腑中找不到具體部位，《類經》說：「臟腑之外，軀體之內，包羅諸臟，一腔之大腑也。」因此，在人體十二臟腑中，唯它最大，故又稱「孤府」。

《類經》：為醫經著作，明代著名醫家張景岳撰，是繼隋代楊上善《太素》之後，對《黃帝內經》進行全面分類研究的著作。

我們可以把三焦理解為一條通道，貫穿五臟六腑、全身上下，是元氣、水穀運行的高速公路。

包羅諸臟：三焦看不見、也摸不著，不屬於哪個器官，是包容五臟的大腑。

三焦的位置

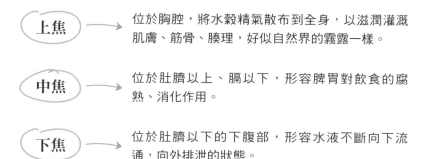

上焦　→　位於胸腔，將水穀精氣散布到全身，以滋潤灌溉肌膚、筋骨、腠理，好似自然界的霧露一樣。

中焦　→　位於肚臍以上、膈以下，形容脾胃對飲食的腐熟、消化作用。

下焦　→　位於肚臍以下的下腹部，形容水液不斷向下流通，向外排泄的狀態。

　　三焦的主要功能有兩個。一是**通行元氣，總司人體氣化**。元氣發源於腎，但必須借三焦的通路，傳到全身，激發、推動各臟腑組織器官的功能活動。

　　二是**水穀運行的道路**。主要指水液的通行道路。人體水液的消化吸收、輸布與排泄，是由許多臟腑共同來完成的一個複雜的過程。在這個生理過程中，三焦也發揮了作用，促進水液代謝。所以《黃帝內經》中有句話叫：「三焦者，決瀆之官，水道出焉。」

輸布：是中醫術語，指運輸、布散，主要是指脾的功能。

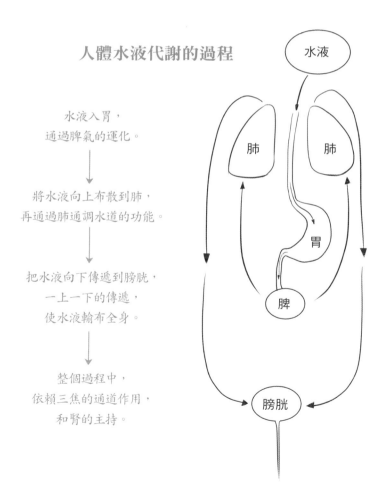

人體水液代謝的過程

水液入胃，
通過脾氣的運化。

↓

將水液向上布散到肺，
再通過肺通調水道的功能。

↓

把水液向下傳遞到膀胱，
一上一下的傳遞，
使水液輸布全身。

↓

整個過程中，
依賴三焦的通道作用，
和腎的主持。

水液

肺　　肺

胃

脾

膀胱

第五章
生命的基本物質
——氣血精津液

古希臘的哲學家認為整個世界是由氣、水、火、土這四種元素組成的，人體亦然。在中國，古代先賢將世界萬物歸納進五行，認為氣、血、精、津、液是構成人體生命的基本物質。

中國古人認為世界萬物皆有陰陽屬性，雖然有一些構成人體的精微物質很細小到看不見，但是它的基本屬性，我們還是需要了解的。

如果根據陰陽劃分屬性，屬陽的物質（例如氣），其特點是靈動、活潑，能夠推動生命活動運行。而屬陰的物質，其特點是靜止，相對陽來說是厚重的。它在人體中有滋養維繫的作用，也就是我們常說的血、精、津、液。

氣、水、火、土：《四元素說》是古希臘關於世界物質組成的學說，這一學說影響古希臘地區人類科學的發展。

氣血精津液分陰陽

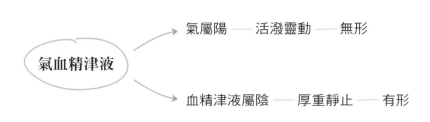

氣血精津液
- 氣屬陽 —— 活潑靈動 —— 無形
- 血精津液屬陰 —— 厚重靜止 —— 有形

如果從形態區分，基本物質可分為有形和無形。比如氣，氣雖然真實存在，但是它又看不見摸不著，相對來說是無形的。

精，包含精氣、精神

在中醫範疇中，「精」有多種解釋，可以是構成人體的基本物質，也可以從精氣神、精神方面了解。

我認為精是抽象概念。打個比方，父母視自己子女為掌中之寶；人們在長期生活中發現，糧食在經過人體的運化過程中，把營養存留在自己的體內，沒有營養的糟粕排出體外。

通過活動以及對社會現象的觀察，最後用「精」表示珍貴、精華。精是最具有營養以及本源的物質。

回歸到中醫所說的精，分為先天之精和後天之精。

精分先天和後天

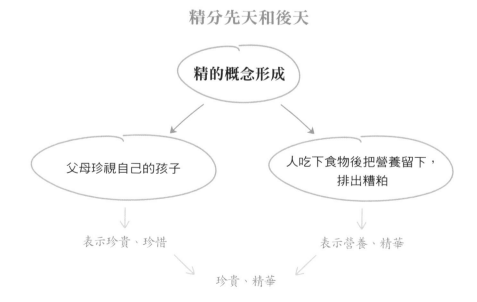

先天之精是最原始的，具有繁衍後代能力的基本物質，源於父母，主要藏於腎。後天之精則為人體攝入食物後，產生的基本精微物質，不但可以給予臟腑營養，也可以繼續充實先天之精，滿足人體生長發育的需求。

先天之精（生殖之精）：是男女生殖功能的基本物質，具有繁衍後代的能力，並與生長、發育和衰老等相關。腎精充足，則生殖能力強；腎精不足，就會影響生殖能力。

精的生成與轉化

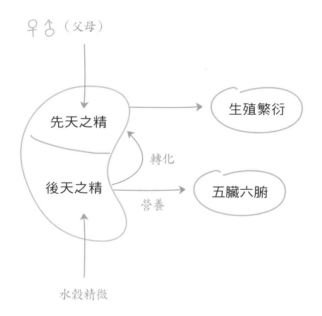

精作為產生、組成人體以及維持生命活動的精微物質，它的作用貫穿人體各個不同階段，具有繁衍生命，促進人的生長發育以及轉化，有利於維持人體臟腑功能的一些物質（如血、髓）。

精發揮其作用，與人體的生、長、化、收、藏密不可分。在繁衍生命這一方面，精氣可以類比現代醫學中的遺

傳物質，生殖之精（先天之精）通過父母傳給子女，當孩子成長到一定的年齡，就會產生天癸，這個物質使人具有繁衍生殖的能力，傳遞生殖之精。這段過程，就是精的生長。只要精氣充盛，人體才能夠生長發育。

當先天之精到達頂峰後，就開始衰減，人體也從青壯年走向老年。這是因為精氣在生命過程中，不斷轉化為其他的生命物質，以供人體消耗。舉個例子：肝腎同源（又稱乙癸同源），腎藏精，肝藏血，精氣可化生血液，只要腎中精氣充盈，則肝有所養，血有所充；而肝儲藏血液功能正常，血量充足，則腎有所藏，精氣充沛。通過精血之間的轉化，肝腎緊密相連，也就是說肝腎同源，本質上是精血同源，這部分屬於生長化收藏中的「化」。

精氣不斷轉化為其他物質

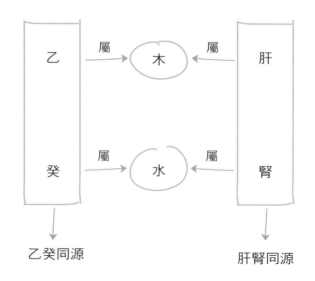

關於收、藏，一方面是精化生為髓，儲存於骨或腦之中，另一方面是精還可以濡養各個臟腑，使臟腑組織的生理功能能夠正常發揮。如果腎氣充足，人體精力也會比較充沛；腎氣不足，就會精神恍惚、散漫，難以集中注意力。同時筋脈、臟腑、骨骼就會失於濡養，引起一些疾病，比如關節、骨骼疼痛，關節逐漸惡化。

氣分先天跟後天

氣的組成，大致上和精很相似，分為先天之氣和後天之氣。先天之氣是從父母那裡得到的最基本的氣，藏於腎中。而後天之氣包括脾胃運化水穀產生的水穀精氣，和通過肺吸入的天然清氣。

氣的來源

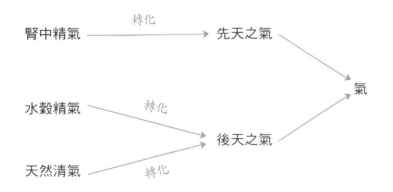

腎中精氣 ──轉化──→ 先天之氣

水穀精氣 ──轉化──→ 後天之氣

天然清氣 ──轉化──→ 後天之氣

先天之氣 → 氣

後天之氣 → 氣

中醫必背

三焦者，原氣之別使也。

《難經・六十六難》

三焦為元氣通行全身的通道，理當暢通無阻，三焦不通，是中老年人常見病、慢性病、久治不癒頑固病的總病根。打通三焦經最簡單的辦法，就是每天晚上睡覺之前，用左手從右邊肩膀開始，沿著胳膊外側的三焦經行走路線，往下拍打。動作快慢一致，一直拍打到手腕。

先天之氣有限且不能輕易動用，所以人後天的生命活動，幾乎全仰仗脾胃的水穀精氣，不管是元氣、宗氣、營氣、衛氣都需要水穀精氣奉獻，所以脾胃是所有氣的來源，是人的後天之本。

「氣」是什麼？人體到底有多少種氣？

元氣：每天按摩氣海、膻中、足三里各5分鐘，可大補元氣，也可以作為中老年人養生保健的基本方法，常按摩，能強身健體、祛病延年。

第一個是元氣，又名「原氣」。元氣是人體最根本且最重要的一個氣，它是生命活動的原動力，通常元氣包括元陰、元陽。元氣主要是發於腎，以三焦為通路，循行並且散布全身。它和精一樣貫穿人體的生長、生理活動當中，是體現人體先天體質好壞的重要指標。比方說有些孩子剛生下來就比較弱小，發育也比較遲緩，就是因為先天元氣不足。

它的主要生理功能是推動、激發臟腑、經絡正常運作，以及調控人體的生長發育。元氣是腎中精氣即腎氣所化，腎氣充盈，機體才有活力，才能夠有生殖能力。

元氣的來源和功能

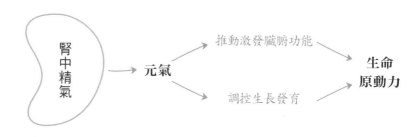

宗氣是積聚在胸中的氣，也是混合的氣，由從肺中吸入的自然清氣和脾胃運化的水穀精氣，在胸中相互結合而成。宗氣上走於肺，通過肺的功能，貫穿整個人體。宗氣的功能主要表現在兩個方面。

一是和肺有關，包括肺的呼吸，說話時的聲音、語氣。如果一個人說話聲音小，或是呼吸的節律和氣勢微弱，我們就會說這個人「宗氣不足」。

二是和心脈有關，宗氣除了向上貫穿於肺中，還可以灌注於心脈，以及通過心氣推動氣血的運行。宗氣向下主要是幫助肺氣宣降，然後下至整個丹田，並在腳中運行，推動機體氣機的通暢運行，是宗氣的主要功能之一。

接下來的是營氣，所謂營就是營養、運營。它在脈中化生為血液的一部分，運行於人體全身，所以又叫營血。營氣由水穀精氣中的精華部分化生而來，是具有營養作用的氣，隨著血液流動輸布到全身，滋養五臟六腑以及骨骼筋脈之間。營血在血脈中，與脈外的衛氣相對，所以屬性為陰。

丹田：是指臍下三寸之處的關元穴，是女性養生保健的大穴，常常用艾條灸關元穴，不僅可以強身健體，還可以解除困擾女性的婦科疾病。

營氣是血液的一部分

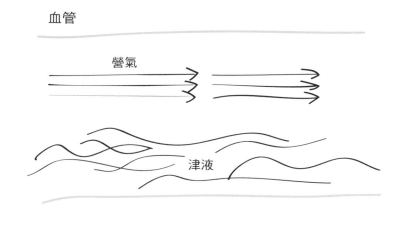

血管

營氣

津液

▼

說的是衛氣能溫養皮毛、肌肉，同時也掌管毛孔的開合。衛氣虛弱的人，適應能力差，遇到較大溫差，不能及時開合毛孔散熱或保溫，就容易感受外邪生病。

還有一個氣是叫衛氣，衛氣和營氣，一個在脈外一個在脈內，一個主外一個主內，相互照應。衛氣是指保衛，主要由水穀精微中較稀的精華組成，中醫叫做慓疾滑利，講白一點就是比較犀利，類似果斷。主要覆蓋在肌膚表皮，保衛人體不受外來邪氣入侵。衛氣不足的情況下，邪氣就會乘虛而入，人體便會發病。

另外它還控制皮膚腠理（即肌表和上部）毛孔的開合，來調節人體的體溫，當身體覺得熱時，就打開毛孔，讓熱量隨汗液排出；當身體感到寒冷時，關閉毛孔，防止熱量發散。

衛氣主毛孔的開合

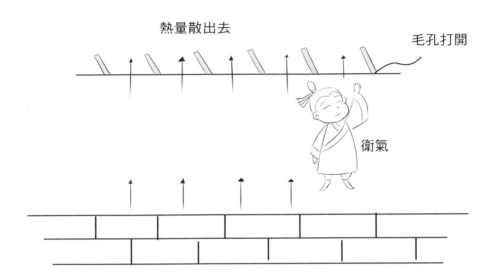

熱量散出去

毛孔打開

衛氣

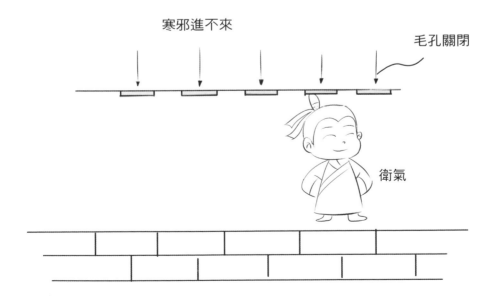

寒邪進不來

毛孔關閉

衛氣

氣推動生命活動

推動作用：在人體生命活動中，氣是活力強，不斷運行的精微物質。它能夠推動人體生命活動，就像機器的推動裝置，或者是內燃機中燃燒後產生的氣體，推動著槓桿以及車輪的運行，如果人體沒有氣或者氣停止運行，機體就猶如一潭死水，生命活動停止，生命也將不復存在。

溫煦、防禦作用：氣在精微物質中屬陽性，打個比方，它像個暖男，陽光且充滿正義感。氣能溫暖人體四肢百骸，還能夠抵禦外邪，比如衛氣能保護人體的肌表，控制毛孔開合抵禦外邪，起到屏障的作用。

四肢百骸：指人體的各個部分，泛指全身。

固攝作用：氣有統攝控制的功能。一方面它能夠推動整個血液、津液，按照規則在體內運行，另一方面它約束所有的精微物質在通道中運行，類似高速公路的防護欄，

氣的固攝作用

氣相當於血管中的磁鐵，使血液在脈中運行，防止溢出脈外。

甚至是指示牌、監視器等，能夠監控這些精微物質，有序的在相應的道路上前行。

氣化作用：氣的運動產生各種變化。比如氣血津液的生成，需要將飲食轉化成水穀精氣；津液代謝的時候，要轉化成尿液和汗液；食物經過消化吸收，轉化為糟粕等，這都是氣化作用的體現。

氣生病，人就開始有毛病

在組成人體的基本物質中，氣是最活潑好動的。它在人體中運行不息、無所不達，而氣的運動講求平衡，有出也有入，有上升也有下降，被稱為「氣機」。

肺脾腎三臟的氣機升降

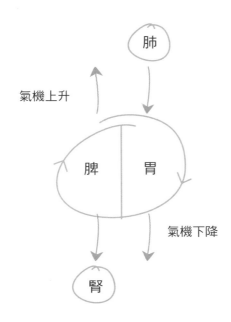

肺、脾、腎三臟與氣運行關係最密切。肺位於人體上部，主要將清氣吸入體內，然後輸布全身。因此，肺的總氣機向下；腎位於人體下部，與肺上下呼應，協調人體氣的運行；脾胃位於中央位置，屬於整個氣機運行的要塞，統領氣機的升降，並且因人不斷的攝入水穀精微，補充人體的氣。

氣通過與臟腑協調合作，不斷的進行運動交換。但是，如果氣機失常就會產生病態的一些表現，比如氣滯、氣逆、氣陷以及氣閉。

氣滯、氣逆、氣陷以及氣閉：氣滯是氣在局部阻滯不通，如肝鬱氣滯。氣逆是氣的上升太過，如胃氣上逆。氣陷是氣的上升不及或下降太過，如中氣下陷。氣閉是氣閉結於內不能外達，如腑氣閉結。

氣滯與氣逆

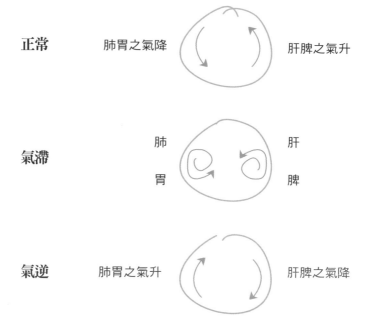

正常　　肺胃之氣降　　　　　　　　　肝脾之氣升

氣滯　　肺　　　　　　　　　　　　　肝
　　　　胃　　　　　　　　　　　　　脾

氣逆　　肺胃之氣升　　　　　　　　　肝脾之氣降

氣滯常出現肺氣鬱滯、肝氣鬱滯、脾氣鬱滯等三種。肺氣鬱滯，會出現肺部滿悶，胸部脹悶；肝氣鬱滯會導致情致不舒，喜歡嘆氣；脾氣鬱滯，則吃飯時會脹悶。

氣逆是指氣沒有正常升降，而是往相反的方向運行，如肺氣應降，反而上升就是肺氣上逆，會出現咳嗽、氣喘等。肝氣上逆，人的情緒也會跟著容易生氣，面紅目赤。胃氣上逆，輕者會呃逆，嚴重時，甚至會嘔吐。

而氣陷主要指中氣下陷，因為氣具有托舉功能，當中氣不足，就會產生臟腑托舉失常，會有一些類似子宮下垂、胃下垂、脫肛等。

最後一個是氣閉。氣機閉結在內，完全喪失和出入外界的功能，比較嚴重的病態表現為厥證。

血如何產生？

中醫上講的血和現代醫學說的血液，無論是從生理、病理來說，都是一樣的，而血液循行的管道，在中醫稱為脈或者脈管，又稱為血府。

製作血液的原料有哪些？

如果把生成血液，比喻成製作一頓豐盛料理，那麼，有很多主廚（脾胃、心肺、肝腎）製作料理。津液跟營氣是製作血液的原料，來自於脾胃消化水穀產生的精微物質。而生成血液的輔料，有精和髓。之前也提過精血同

呃逆：就是打嗝，此時不妨試試按揉治嗝穴——天突穴，位於胸骨窩上方的正中處，也就是喉嚨的下面，兩鎖骨中間凹陷的地方，一摸就能摸到。

厥證：可分為兩類，一種指突然昏倒，病情輕者，一般在短時間內醒來，醒後無偏癱、失語及口眼喎斜等後遺症；但病情重者，則昏厥時間較長，甚至一厥不復而導致死亡。另一種是指肢體和手足逆冷。

源，**精和髓是化生血液的重要物質。**

全身的營養由血液供應

總結來說，血的生理功能是<u>濡養</u>、滋養。血運行全身，內至臟腑筋骨，外至皮膚肌肉，不斷的對全身器官組織起著充分營養和滋潤的作用。氣血充足，整個人看起來就比較有精神、有活力；如果氣血不足，整個人的精氣神就很萎靡，營養也跟不上。

血的濡養功能主要包括兩個方面，一方面是能夠滋養人體的臟器、經絡，還有一些骨骼、關節。另一方面，它可以滋養人的精氣神，使人在精神運動、情志方面有一定的活力。

中醫必背

夫脈者，血之府也。

《素問·脈要精微論》

▼

脈是血液運行的通道，也是血液居住的地方，所以叫「血府」。脈不通則血不流，心腦血管疾病患者血管中廢物增多，血液循環變慢，甚至堵塞，導致動脈硬化、腦血栓、腦梗死。

血液的生成過程

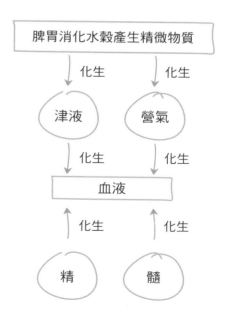

血液的生成與功能

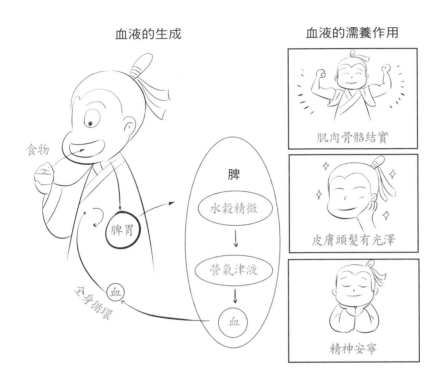

血液的生成

食物

脾胃

全身循環

血

脾

水穀精微
↓
營氣津液
↓
血

血液的濡養作用

肌肉骨骼結實

皮膚頭髮有光澤

精神安寧

濡養：中醫上講「髮為血之餘」，血虧則髮枯，頭髮的生長、光澤、脫落依賴於血液，特別是肝血的濡養。預防頭髮變白，中老年人可常吃黑米、黑豆、黑芝麻、核桃等，也要常吃烏雞、牛肉、羊肉、豬肝、海參等肉食，對頭髮的保養也是有益的。

血液跟五臟關係密切

　　血和心的關係是血統於心（心氣），心氣是推動血液在脈中運行的動力。心氣充沛，才有動力推動血液在脈管中運行，才能把血液中的營養物質輸布到人體各處。心氣不足，無力推動血液的運行，則會出現血液運行緩慢，甚則出現血瘀、瘀阻的一些病理特徵。

　　血靠肝調節，肝的生理特徵主疏泄，調整人體氣機，氣行則血行，意思是氣推動著血液運行。肝還有一個功能是肝藏血，把體內一部分的血藏於肝臟，以備不時之需。

心氣不足：即心氣虛，常見於久病後、過度勞累後、年邁體衰臟腑虛弱的中老年人。最合適補氣的保健中藥是黃耆，可以用黃耆5～10克泡水代茶飲，可反覆沖泡。也可以用黃耆燉雞、煨湯等。

血和肝的關係

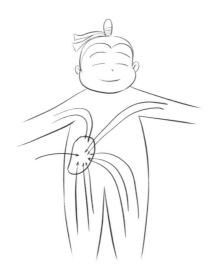

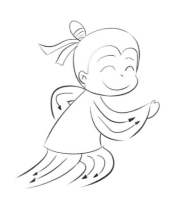

肝藏血，人在靜息狀態下，血液歸於肝臟。

運動時，血液從肝臟放出，以供應四肢筋骨。

血由脾生成，因為生成血的原材料，都源於脾的運化，可以說成脾生化有源，則血液生成有保障。此外，脾還能夠統攝血，也就是說它能夠固攝或者是統領血液運行，使得血液不從脈管逃出來。要是脾氣不足，脾的運化功能失常，血液就不受控制，溢出脈外，於是產生一些出血的病症。

腎精是化生為血液的重要物質，所以腎精充足時，可以保證血液生化有源，要是腎精不足，血液則會比較缺乏。

血和肺的關係是血宣布於肺，肺的生理功能是宣發肅降，能夠調整全身的氣機，氣機通暢又可推動以及固攝血液運行。肺還有一個功能是輔心行血，全身的血液，都經脈匯聚於肺，然後肺通過宣發肅降，將血液輸送到全身各個地方，以濡養臟腑、經絡、關節。

血和腎的關係

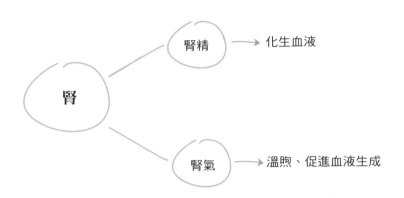

腎 ── 腎精 ──→ 化生血液

腎 ── 腎氣 ──→ 溫煦、促進血液生成

氣生血，血載氣

血和氣的關係，就是我們之前所講的萬物有陰陽，血屬陰、氣屬陽，血主靜、氣主動，陰陽屬性表現出它們的生理功能各有不同。

氣能生血，而營氣是組成血液最基礎的物質。營氣是氣當中最精華、最有營養的一部分，代表血是非常有營養的精微物質，而且血在人體中，能夠滋養氣，使氣更有動力去推動整個機體，推動臟腑功能的運轉。

血能載氣，氣無形，血有形，無形之氣承載於有形的血當中，才能循行在脈管，同時又推動著血液的運行，兩者之間相輔相成。

▼
這句話概括了氣血相伴相生、相互轉化的關係。所以在補血藥中，一定要有行氣的藥；補氣的藥中，一定要有補血的藥，這樣才能氣血相生。如果只是一味的吃阿膠、紅棗等補血的中藥，沒有氣的推動，這些生出來的血還是沒有辦法流動，發揮作用。

氣和血的關係

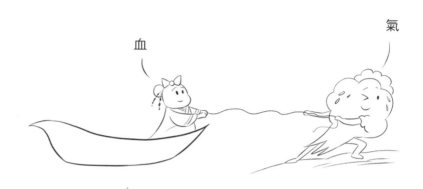

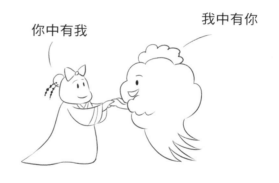

鼻涕和淚：中醫
將汗液、眼淚、唾
液、涎液、鼻涕統
稱為五液。分別
由五臟生成，與
五臟相對應。涎
就是我們通常所
說的口水，與脾
對應，嬰兒如果
過了長牙期還很
會流口水，中醫
上認為是脾虛所
致，父母可以每
日按摩小孩的足
三里穴，每次按
摩10～15分鐘。

身體裡的水，都能變成津液

　　津液是機體所有正常水液的總稱，包括各臟腑、組織、器官的內在液體以及正常分泌物，如胃液、腸液、唾液、關節液、鼻涕和淚等。津液包含的範圍非常廣泛，除了血之外，在機體中，所有正常運行或具有正常生理功能的液體，都可以成為津和液。

要是細分津液的話，津比較精細、清稀，簡單來說就是濃度較低的精微物質，流動性相對大，它主要的生理作用是滋潤臟腑；液較為稠厚，主要的生理功能是濡養關節、肌肉、臟腑，或者是腦髓，它的流動性相對比較小一點。

總之，津是屬陽，因為它相對來說流動性大，生理狀態顯得比較活躍；而液屬陰，相對來說流動性比較小一點，更加稠厚。

津和液的區別

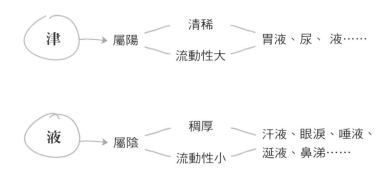

津液從哪來，又往何處去？

津液無論是生成還是運輸或散布，整個過程就像製作豐盛菜餚，而參與製作的廚師，主要有脾胃、小腸、大腸。

結論來說，津液的生成靠脾胃的運化，通過對水穀精微的腐熟以及運化，攝取其中最精華的部分。脾還有升清的功能，它能夠使這些津液，隨著氣機不斷傳到各個臟腑、器官以及四肢軀幹，濡養或者參與整個臟腑、機體的生理活動。

　　小腸和大腸也會參與津液生成以及輸布過程。小腸的一個生理特徵就是「小腸主液」，小腸通過吸取飲食物中比較有營養的水分，將其化生成為液，然後通過脾的升清運輸，灌注到人體的四肢、臟腑、腦髓甚至骨節當中，起到營養、濡養的作用。

　　而小腸在吸收營養後，把水穀的糟粕傳輸到大腸，大腸將這些殘渣所含的剩餘水分吸收回來，於是就生成了津，津相對來說比較清稀，營養沒有那麼豐富，它主要的功能是滋潤肌肉、五官九竅，並且還可以滲入脈管當中，變成血液的一部分。

津液的生成和作用

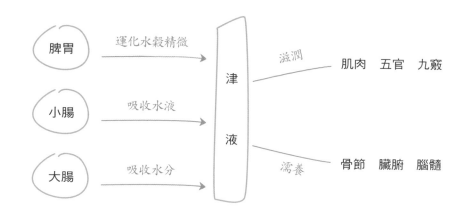

津液的運行離不開肺脾腎

　　津液循行依靠肺、脾、腎，因為這三個臟器對水液以及調整氣機，都有著很重要的作用。

腎的蒸騰氣化作用

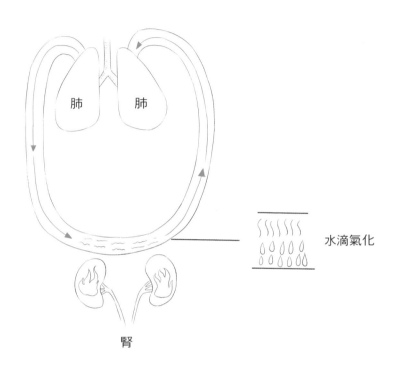

肺　　　肺

水滴氣化

腎

　　脾主要將水穀精微所產生的津液，上輸於肺，再散布到全身。而肺的主要生理功能是通過通調水道，調節全身的津液運行。

　　腎其中一個功能是蒸騰氣化，腎居於下焦，我們可以想像成，腎就像放在機體下部的火盆。因為液體會向下流，如果下部沒有蒸騰作用，所有的液體都會往下流，可能會產生水飲及痰濕聚集停滯。

　　津液在人體內，需要運行才能發揮作用，腎的蒸騰作用使水液或者是津液能夠繼續升騰向上，而肺通過運輸使液體向下，這個串流程，使津液在人體中能夠循環往復的運行，而不至於停留在下部，導致水飲、痰濕等病理產生。

此外，三焦作為津液上行、下降的通道，它和肝對津液散布起到重要的作用，主要表現是肝的疏泄，及三焦對於人體氣機或水液調節。

津液的功能除了濡潤、調養，還能調節陰陽平衡。這個意思是，在不同的季節當中，津液可以根據人的生理狀況以及對外界環境的適應程度，來調節人體陰陽的平衡。比如在寒冷季節，皮膚汗孔閉合，津液不能借汗液排出體外，那它就會順勢下注膀胱，小便增多，使得水液代謝能夠達到平衡。而夏季天氣炎熱，出汗比較多，津液就會減少輸注膀胱的量，使小便減少。

季節也會影響津液

增加體內津液：不是單純的喝水就好，不僅要補水，更重要的是鎖水，津液也一樣。夏季、秋季津液會大量消耗，可多吃百合、梨、山藥等富含膠質、具有滋陰生津效果的食物，也可在白開水中加入蜂蜜、鹽等。

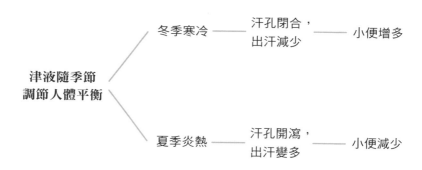

當體內缺少水分時，可以通過飲水增加體內津液，以此來調節人體整個陰陽的平衡。

此外，津液還有一個功能就是通過消化，使體內的有毒物質排出體外，如糞便、小便甚至排汗。

氣血、津液誰也離不開誰

　　精和氣就跟其他精微物質一樣有分陰陽，以代表著各自的狀態：一靜一動。氣能夠攝精，腎氣和腎精可以相互轉化，腎精對氣的作用就是轉化。

精和氣的關係

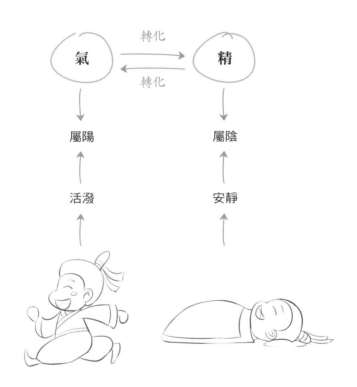

精和氣：我們講看一個人要看他的精氣神，精是身體的根本，氣是維持生命的動力，神是生命的體現。三者缺一不可。我們可以通過靜坐以及吐納、調息或及時調整精神、狀態等方法，促進神氣入靜。

　　精和血，就是之前不斷強調的精血同源。血對精的作用，是通過血液承載水穀精微的營養，不斷的產生後天之精，然後補充先天之精，使先天之精能夠得到充盈。至於氣和血的關係，因前面已經提過了，所以不再贅述。

　　氣和津液的關係之前其實也講過了，就是氣能夠生津、推動津液運行，而氣的固攝作用也能防止津液無緣無故的流失，有節制的控制津液運行，使人體津液達到穩定。如果排汗或小便過多，代表人體的津液代謝發生紊亂，甚至局部津液滯留比較多。這是因為氣的固攝作用失常，導致津液輸布不及和排泄、攝入異常。津可以產生氣，也載氣，和血的生理過程有相似之處。

　　血和津液則是相互轉化或相互營養，津液是血液的重要成分，當人體失血過多，血液不足時，脈外的津液可以滲入脈內，生成血液，補充血容量，但是相應的，脈外的津液減少了，就會出現口渴、小便減少等現象。所以中醫在治療失血的人時，有一個原則是不可以讓病人發汗，因為一旦發汗，在人體內循行的津液就會大量流失，造成不可挽回的後果。

第六章
氣血的通道──經絡之謎

　　針灸是古人生病不吃藥的智慧，先人說：「一針二灸三草藥。」、「針灸拔火罐，病好一大半。」談到針灸，如果不了解經絡，如盲人過河，寸步難行。一切都是空談。

> 　　夫十二經脈者，人之所以生，病之所以成，人之所以治，病之所以起。
>
> 　　　　　　　　　　　　　──《靈樞·經別》
>
> 　　欲以微針通其經脈，調其血氣，營其逆順出入之會。
>
> 　　　　　　　　　　　　　──《黃帝內經太素》

《黃帝內經太素》：為隋代楊上善所著，總共30卷。是《黃帝內經》的早期傳本之一，具有重要的參考、研究價值。

　　經脈與針灸相輔相成，有「<u>決生死，處百病，調虛實，不可不通</u>」的特點。因此在當今充充滿抗生素、添加劑的時代，針灸除了發揮治病救人的職能，其健康養生的思想，讓越來越多的人推崇。

　　在介紹針灸前，我們先來認識經絡：經絡是人體運行氣血、聯繫臟腑和體表及全身各部的通道，是人體功能的調控系統。中醫認為人體有物質跟資訊兩個系統，物質系

決生死，處百病，調虛實，不可不通：表示經脈是否正常通暢，決定了人的生與死。經絡不通，百病叢生。

十二經別：如果說十二經脈是經絡系統的主要線路，經別就是從主線路分出伸向胸腹臟器、頭部的分支。

十二經筋：與十二經脈相伴而行，主管包裹經絡的肌肉肌腱。

十二皮部：伴十二經脈而行，位於經絡最外部的皮膚部分，是經絡的屏障。

十五絡脈：是十二經脈從四肢肘膝關節以下分出的分支，加上身體前的任脈絡，身體後的督脈絡，以及身體側面的脾之大絡，總共十五條絡脈。

奇經八脈：是指別行奇道、不走尋常路的八條經脈，包括任脈、督脈、衝脈、帶脈、陽蹺脈、陰蹺脈、陽維脈和陰維脈。

統就是人們常說的氣血津液，而資訊系統就是指經絡。

人體到底有多少條經絡？

十二經脈是經絡系統的主幹，其內屬於臟腑，外絡於肢節。其中十二經別深入體腔將十二經脈和臟腑相連，十二經筋、十二皮部在表，將十二經脈與人體筋肉部分和皮部部分相連，加十五絡脈、奇經八脈構成了以十二經脈為主線的人體經絡系統。

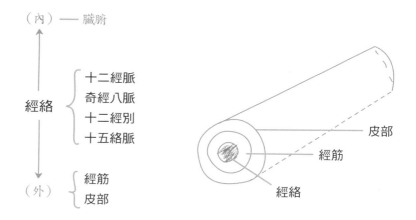

經絡的組成和內外溝通關係

經絡、經筋、皮部的關係

十二經脈命名由手／足、陰／陽、臟／腑三部分組成，如手太陰肺經、足少陽膽經。手經表示經脈循行路線主要分布在上肢，足經表示經脈循行主要分布在下肢。臟

經絡系統簡表

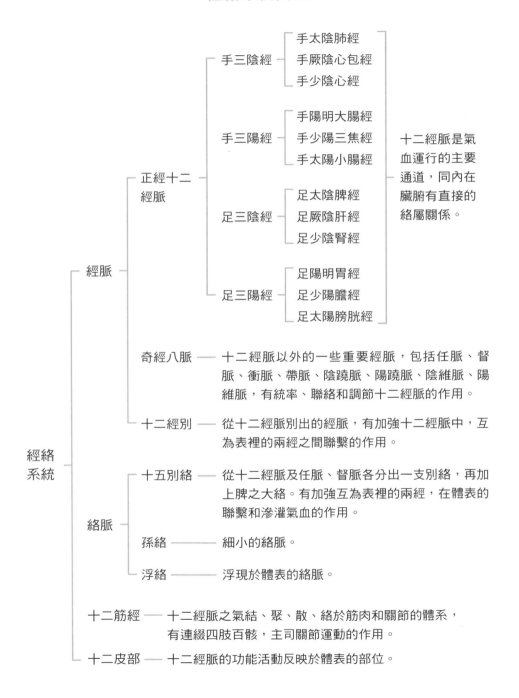

經絡系統

經脈

正經十二經脈

手三陰經
- 手太陰肺經
- 手厥陰心包經
- 手少陰心經

手三陽經
- 手陽明大腸經
- 手少陽三焦經
- 手太陽小腸經

足三陰經
- 足太陰脾經
- 足厥陰肝經
- 足少陰腎經

足三陽經
- 足陽明胃經
- 足少陽膽經
- 足太陽膀胱經

十二經脈是氣血運行的主要通道，同內在臟腑有直接的絡屬關係。

奇經八脈 ── 十二經脈以外的一些重要經脈，包括任脈、督脈、衝脈、帶脈、陰蹺脈、陽蹺脈、陰維脈、陽維脈，有統率、聯絡和調節十二經脈的作用。

十二經別 ── 從十二經脈別出的經脈，有加強十二經脈中，互為表裡的兩經之間聯繫的作用。

絡脈

十五別絡 ── 從十二經脈及任脈、督脈各分出一支別絡，再加上脾之大絡。有加強互為表裡的兩經，在體表的聯繫和滲灌氣血的作用。

孫絡 ── 細小的絡脈。

浮絡 ── 浮現於體表的絡脈。

十二筋經 ── 十二經脈之氣結、聚、散、絡於筋肉和關節的體系，有連綴四肢百骸，主司關節運動的作用。

十二皮部 ── 十二經脈的功能活動反映於體表的部位。

腑，表示經脈的歸屬關係，如肺經屬於肺。

　　陰陽是在古代哲學思想指導下形成的，天地有陰陽，人體經脈亦有陰陽，這裡的陰陽，是指經脈的陰陽屬性及陰陽的多寡。分布在四肢內側和胸腹部的經脈屬陰，分布在四肢外側及後背部的經脈屬陽。

現代醫學如何認識經絡的？

針刺麻醉：按照循經取穴、辨證取穴和局部取穴原則進行針刺，在得到麻醉的效果後在患者清醒狀態下，施行外科手術的麻醉方法，在1970年代掀起過一股針灸熱。

　　二十世紀末期，針刺麻醉轟動歐美，世界陸續出現關於針灸的實質研究。而中國則先後開展「八五」、「九五」兩個國家級經絡攀登五年計畫。目前關於解釋經絡現象和闡述經絡實質的假說，基本分為三類：

　　　　一是神經論，認為經絡現象是神經的動能表現，即神經元之間的傳遞效應。
　　　　二是體液論，主張經絡是人體的體液所構成的循環系統，包括血液系統、淋巴系統及細胞間的物質交換等。
　　　　三是能量論，認為經絡是某種物理能量（電磁波、電子能量）的傳輸管道。

　　這些假說能反映出經絡實質的一面，雖不盡人意，但有一點能肯定的是，經絡現象是客觀存在的，經絡是人體生理綜合的調整系統。

經絡與腧穴、臟腑的關係

　　談到經絡，必講腧穴。腧穴是臟腑經絡氣血輸注於軀體外部的特殊部位，是疾病的反應點和針刺的刺激點。如果把經絡比作地鐵線，那麼腧穴就是各個地鐵站，是人流匯聚點和功能單位。兩者關係密切，腧穴是臟腑氣血通過經絡在體表的輸注點，經絡通過腧穴來實現功能。

腧穴：就是我們常說的穴位，常在孔隙、空竅、凹陷處，按壓時，有明顯的痠麻脹痛感。

臟腑、經絡與人體各部的關聯

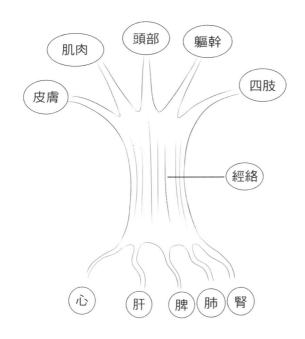

　　《靈樞・海論》指出：「夫十二經脈者，內屬於腑髒，外絡於肢節。」人體的五臟六腑、四肢百骸、五官九竅、皮肉筋骨等組織器官，是依靠經絡系統的聯絡溝通，

五官九竅：五官是指目、耳、鼻、口、舌；九竅是指目、耳、鼻、口、前陰、後陰，比常說的七竅多了前陰和後陰。

才能保持相對的協調與統一，完成正常的生理活動。臟腑如大樹的根，經絡如同主幹，臟腑的氣血通過經絡輸送，到人體各部，反之，經絡也可反映臟腑的氣血盛衰和功能狀態。

針灸的原理

認識經絡與腧穴、臟腑之後，再來看看針灸的盧山真面目。在這裡我想引用中科院首席研究員黃龍祥教授對於針灸的理解，他將針灸比作觸摸式的調光燈。

如果關燈時，點擊開關區域，燈就會亮起來，再次點擊，燈的亮度就增加一級，直到達到最大亮度，再點擊，大燈關閉而小燈打開，如此迴圈。

針刺在一定的刺激量下，會對某區域進行調控，隨著刺激量的增加達到一定閾值時，量變轉化為質變──針刺可以表現為對多個區域，乃至全身的整體作用。前一種作用稱為「特異性局部作用」，後一種作用稱為「非特異性局部作用」。

如觸摸式調光燈的控制不會出現方向性與程度上的錯誤──燈處於關的狀態，敲擊動作只會「開」燈，而在燈暗的狀態下敲擊，則只會讓燈變得更明亮，當燈的亮度達到最亮狀態時，再敲擊不會變得更亮，以至於出現不良結果。不過針灸的表現為良性的雙向調節作用，不會出現方向與程度上的錯誤，這種作用特點稱作「良性調節」。

黃龍祥：現任中國中醫科學院針灸研究所副所長，致力於針灸理論和體系研究，為當今著名的針灸文獻大家，著有《中國針灸學術史大綱》、《黃龍祥看針灸》等。

特異性局部作用以及非特異性局部作用：以手陽明大腸經上的合谷穴為例，合谷穴位於手上，針刺合谷，可治療附近手臂的疼痛，這是特異性局部作用；加強電針刺激，可出現明顯的傳導，對遠端牙齒疼痛有較好的抑制效果，屬於非特異性局部作用。

觸摸式調光燈工作原理

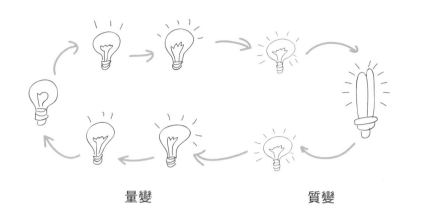

量變　　　　　　　　　質變

　　雖然人體調控系統的控制，遠比觸摸式調光燈複雜得多，但後者的控制方式，能夠簡單說明針灸的雙向和良性調節兩個鮮明的特點，也正由此證明了針灸具備其他醫療手段所不具備的優勢：不會出現方向和程度上的錯位，對人體造成不良影響，堪稱真正的綠色醫療。

經絡的作用

　　由於十二經脈內屬五臟六腑，外連四肢百骸，通達五官九竅，再加上奇經八脈、十五絡脈、十二經筋、十二經別、十二皮部和浮絡、孫絡遍布全身，形如網路，縱橫交錯，入裡出表，上通下達，從而把人體各臟腑器官、肢體官竅、筋骨皮肉聯繫成了一個有機的整體，讓各部組織器官，在功能活動之間能夠聯繫溝通和協調統一，保證了人

浮絡：因為位淺如浮，故得名。結合現代醫學的觀點，浮絡與淺表的靜脈相類，亦名青筋。

孫絡：從別絡中分出，是經絡最細小的分支，類似於現代醫學的毛細血管，能夠輸布氣血，營養全身。

體生命活動的正常進行。

運行氣血、濡養周身

> 經脈者，所以行血氣而營陰陽，濡筋骨，利關
> 節者也。
>
> ——《靈樞·本藏》

上面這句話說明經絡有運行氣血、調節陰陽、營養全身的作用。經絡是氣血運行的通道，氣血是人體生命活動的物質基礎。人體各個臟腑、組織、器官均需要氣血的溫養和濡潤，才能發揮正常作用。

氣血必須依賴經絡系統的迴圈傳注，才能輸布周身，以溫養濡潤全身各臟腑組織器官，維持機體的正常機能。如營氣之「調和於五臟，灑陳於六腑」，從而為五臟六腑的功能活動提供了物質基礎。

抵禦外邪、保衛機體

由於經絡能「行血氣而營陰陽」，營氣運行於脈中，衛氣行於脈外，使營、衛之氣密布全身，加強機體的防禦能力、抵抗外邪、保衛機體的屏障作用。《靈樞·本藏》說：「衛氣和則分肉解利，皮膚調柔，腠理緻密矣。」

分肉解利：表示肌肉之間氣行流利通暢。

經絡的病理變化

　　當經絡生理功能失調時，就會產生相應的病理變化。其病症表現除與經絡氣血的虛、實、盛、衰有關外，還取決於其臟腑器官絡屬關係，及其循行過之處的組織、官竅聯繫。歸納起來，大致有以下幾個方面：

　　實證：沿經脈所過處發生的腫痛，由病邪壅阻或氣血不暢所致，即所謂「<u>血傷為腫</u>」、「<u>氣傷為痛</u>」。如手陽明經病的齒痛、上肢外側前緣腫痛等。

　　虛證：多出現局部不仁，或功能失常症狀。因經氣虛陷，氣血不足，不能榮於經脈、經筋，皮部失於溫養濡潤，而見麻木不仁等感覺異常和功能失常，如「<u>痿廢</u>」、「大指、次指不用」等症狀。

　　經氣變動失常：往往循經厥逆而上可出現各種「厥」證，明顯症狀為四肢部逆冷、麻木、痠楚等，如《靈樞·經脈》記載的「臂厥」、「踝厥」、「骭厥」、「陽厥」、「骨厥」等，主要由於經絡氣機失常或經氣變動失常所致。

　　經氣衰竭：當十二經經氣衰竭時，經脈所聯繫的組織器官，也會呈現衰竭的狀態，例如《靈樞·經脈》所記載：「手太陰氣絕，則皮毛焦。太陰者，行氣溫於皮毛者也，故氣不榮，則皮毛焦」，說明經絡功能失常，則循行所過之處與其所聯繫的器官、組織也會出現相應的病理變化和疾病反映的症狀。

血傷為腫：是指經脈血瘀或出血，就會形成血腫，固定不移。

氣傷為痛：是指經脈氣機阻滯不通，不通則痛。現在很多頸椎病、腰椎病病人都是因為督脈氣機不通，打通督脈的方法很多，捏脊法、刮痧法，或者是拔罐法都可以，也可用掌根從頸椎一直揉到尾骨，若肉太厚的話，用肘來揉。

痿廢：萎縮殘廢，是指四肢痿軟無力，甚或肌肉萎縮，出現功能障礙或功能喪失而言，常見於腦卒中導致的偏癱。

傳注病邪、反映病候

由於經絡能溝通人體內外、通達表裡，在正虛邪犯的情況下，經絡即成為病邪由淺入深、由表及裡傳注的途徑。如：

> 夫邪之客於形也，必先舍於皮毛，留而不去，入舍於孫脈，留而不去，入舍於絡脈，留而不去，入舍於經脈，內連五臟，散於胃腸。
> ——《素問·繆刺論》

明確揭示外邪侵入人體時，沿經絡由淺入深的規律和病理變化過程。例如，風寒之邪侵犯肌表，初見惡寒、發熱，頭身疼痛，此時邪在皮毛，繼而入舍於肺，則咳嗽、胸悶、氣促等症狀相繼出現。

由於經絡在人體內有多種聯絡途徑，所以它成為臟腑器官病變互相影響的管道。例如，肝脈挾胃上行，若肝鬱氣滯，則往往犯及脾胃而出現噯氣、吞酸、呃逆、嘔吐等症狀。腎脈從腎上貫肝膈，腎陰虧損而致肝陽上亢，則有頭痛、失眠、煩躁易怒、潮熱盜汗等症。

經絡傳變的幾種情況示例

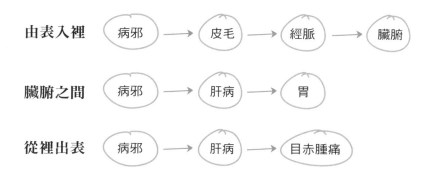

由表入裡	病邪 →	皮毛 →	經脈 →	臟腑
臟腑之間	病邪 →	肝病 →	胃	
從裡出表	病邪 →	肝病 →	目赤腫痛	

此外，因經絡在人體循行分布，能與臟腑官竅絡屬溝通內外、聯絡表裡的作用，所以當內臟發生病變時，也可通過經絡由裡達表，從而引起體表相應部位的組織、官竅出現不同的症狀和體癥。如肝病脅痛、目赤腫痛；腎病腰痛、耳聾；心火上炎而致口舌生瘡等。所以在病理情況下，經絡又是病理變化的反應系統。

讀經絡學說，我們能做什麼？

許多外感病的病邪均是由淺入深，沿經絡途徑向裡傳變，並引起相應的臨床症狀。

說明臟腑之間在病理上的相互影響和傳變途徑。由於臟腑之間有經脈溝通，所以其病變尚可通過經絡途徑相互傳變。如肝氣犯胃，肝火灼肺，腎病有水氣凌心、射肺，心火移熱於小腸等，都可以根據經絡的臟腑屬絡聯繫、循行關係，闡明各種病理變化的發生機理。

治療某些疾病時，往往在有關的經絡循行路線上，或某些特定穴位出現壓痛敏感點、結節等反應物，或皮膚色澤、形態、溫度、電阻等的變化，以及感覺異常等現象。通過望色、循經觸診和測量，可推斷出疾病的病位所在、病情的深淺輕重與進退等病理變化。也就是說，體表各種病理變化，是有關經絡臟腑病變的反應。

結節、條索等反應物：如果經絡上出現結節、條索狀的反應物，通常是經絡阻滯不通的信號。比如頸椎病、肩周炎病人，可在後頸部、肩背部皮下觸摸到明顯的結節或條索狀反應物，彈撥按壓時會有明顯的痛感和黏連感。

指導辨證歸經

由於經絡系統各部的循行分布各有分野，臟腑官竅絡屬各有差異，所以，可以根據體表病變的發生部位、經絡循行分布，推斷疾病所在的經脈，此即「明部定經」。

例如頭痛的辨證歸經，痛在前額者多，與陽明經有關；痛在兩側者，大多和少陽經有關；痛在後項者，則與太陽經有關；痛在巔頂者；多與督脈和厥陰經有關等。

頭痛分經

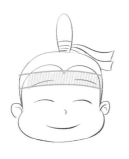 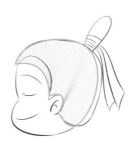 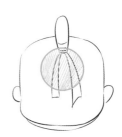

前額痛　　　　兩側頭痛　　　　巔頂痛
屬陽明經　　　屬少陽經　　　　屬督脈、厥陰經

又如肝經循行中「抵少腹」、「布脅肋」，故兩脅或少腹痛者，多與肝經有關；咳嗽、氣喘、流清涕、胸悶，或缺盆、肩背及上肢內側前緣痛等，與手太陰肺經有關；而心痛、咽乾、口渴、目黃、脅痛、上肢內側後緣痛、手心發熱等，則與手少陰心經有關。

分野：中國古代天上星空區域與地上的國州對應，稱作分野。此處指經絡循行的區域、分界。

巔頂：物體的頂端，最高處。此處指頭頂。

少腹：指肚臍以下，恥骨毛際以上中間部位的兩側，是足厥陰肝經循行的部位。

脅肋：位於側胸部，指腋部以下至十二肋骨部分的統稱。

從上述的例子來看，我們可以根據病痛的部位和病候表現，結合各經循行分布及其特有的病候群，不難推斷有病的臟腑或經脈。至於前述的各種經穴病理反應，或各種循經出現的脫毛、充血帶、貧血帶、丘疹、皮下結節和皮膚電阻變化等反應，也可作為臟腑經絡氣血陰陽失調的診斷依據，和辨證歸經的重要參考。

指導針灸治療

中醫辨證論治必須以臟腑、經絡理論為指導，特別是經絡學說，對針灸治療的指導作用，更為直接而重要。

指導循經取穴：通常是按照經脈的循行分布，和臟腑官竅絡屬關係，根據「經脈所通，主治所及」的理論，來進行針灸治療的。比如說小腿上的承山穴，可以治療腰背痛。腰背部是膀胱經循行的部位，所以選膀胱經循行遠端的承山穴，就是所謂的經絡所至，主治所及，也是循經取穴的實例。

如果在鄰近部位取穴，如我們常說的手疼扎手、頭痛扎頭算不算循經取穴呢？因為經絡是四通八達的網狀結構，不僅有縱向的線路，也有橫向的線路，所以鄰近取穴也是循經取穴。

皮部取穴：由於經絡、臟腑與皮部密切聯繫，所以對臟腑經絡疾病也可用皮膚針，在相應的部位叩刺、埋針進行治療。

經脈所通，主治所及：即腧穴可以治療所屬經脈循行所過及聯絡的臟腑肢節的病症。也就是說經絡所通之處的腧穴，皆能治療本經所主的病症。

皮膚針：是專門用於淺刺皮膚的針具，由多支短針組成，根據所用針具針支數目的多少不同，又分為梅花針（5支針）、七星針（7支針）、羅漢針（18支針）等。常用於針灸美容和小兒針刺。

遠端取穴和鄰近取穴

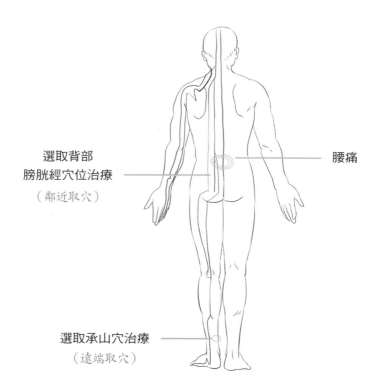

選取背部
膀胱經穴位治療
（鄰近取穴）

腰痛

選取承山穴治療
（遠端取穴）

十宣：手十指尖端，距指甲游離緣0.1寸，左右共10個穴位。

阿是穴：既沒有特定的名字，也沒有固定位置，哪裡有壓痛哪裡就是阿是穴。病人被按到壓痛點時，會喊「啊！是……是這裡痛」，這可能就是阿是穴名字的由來。

刺絡治療：《靈樞・官針》說「絡刺者，刺小絡之血脈也」。據此，凡經絡瘀滯、火熱實邪痹阻為患者，皆可刺絡放血治療。如目赤腫痛，刺太陽穴出血；高熱神昏，刺十宣出血；軟組織挫傷，在局部刺絡拔罐治療等。

經筋治療：經筋疾病多表現為拘攣、強直、抽搐、弛緩等症狀，可取局部痛點或阿是穴針灸治療。此即「以痛為腧」的治法。

按時取穴：經絡氣血的循行流注與時間有密切相關，因而有各種時間針法的創立。如子午流注、靈龜八法、飛

騰八法等，均是以經絡氣血流注、盛衰、開闔的規律，配合陰陽、五行、天干、地支推算逐日按時開穴的針刺取穴法。其中子午流注法是應用較廣的一種方法，子午流注實際上是十二經絡的值班表，每條經絡掌管一個時辰（2 小時），在當值的時間內，經絡氣血最旺盛，此時針刺或進行養生保健，效果最好。

子午流注十二經絡值班表

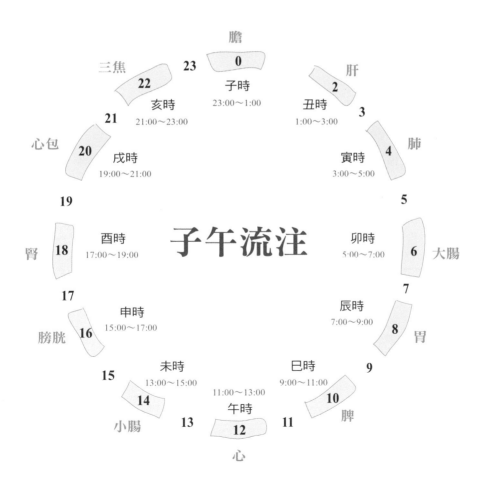

第二部

人為什麼會生病

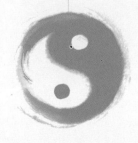

第七章
六淫──自然界的
風、寒、暑、濕、燥、火

　　風、寒、暑、濕、燥、火，是自然界六種不同的氣候變化，被稱作「六氣」。六氣是萬物生長的條件，對人體無害，正如《素問·寶命全形論》說：「人以天地之氣生，四時之法成。」意思是人依靠天地之間的大氣和水穀之氣而生存，也遵循春生、夏長、秋收、冬藏的規律成長。

　　同時，人們在生活中逐步認識六氣的變化特點，產生了適應能力。正常的六氣不易使人生病，當氣候變化異常、六氣變化太多、不及、非其時而有其氣（如春天應溫反而寒，秋天應涼反而熱等），或是氣候變化太過於急驟（比如太過劇烈的暴冷暴熱等），就會成為致病因素，侵犯人體，發生疾病。這種情況下的六氣，被稱為「六淫」或「六邪」了。

　　但我們也發現了並不是所有人都會發病，有的人能適應這種異常變化，就不容易發病，有的人不能適應異常變化就發生疾病。不過即使氣候正常，也有人會因適應能力低下而生病。

　　由此可見，無論是氣候異常或正常，六淫都是相對且客觀存在，是否發病的決定性因素是人們正氣的強弱。

六淫：「淫」有太過和浸淫的意思，是指氣候變化反常，病邪從外界自肌表侵入人體。

正氣：指人體內的元氣，與邪氣相對，即人體的抗病能力。

不正常的六氣為六淫

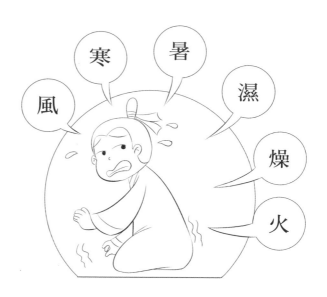

寒　暑　濕　風　燥　火

六淫為什麼讓人生病？

春捂秋凍，不生
雜病：是一條養
生保健諺語，說
的是春寒料峭之
時不要急著脫掉
冬衣，要適當的
捂一捂。以攝氏
15度為臨界值，
最高溫度低於15
度要捂，立春後
至少要捂10～15
天，年老或體弱
者，可適當增加天
數。

　　春季以風病為主，經過漫長的冬季，人們脫去了厚重
的棉服，肌膚更容易受到自然界中氣流的影響，最外層的
防禦系統（皮膚）會先感受到氣流（風）的變化，如果此
時體表肌膚腠理的防禦系統，還沒被完全喚醒，或者氣候
變化比較明顯，體質比較弱、正氣較虛、或是免疫系統較
弱的人，特別是老人和小孩，就會很容易受到「風邪」的
侵襲，所以民間會有「春捂秋凍，不生雜病」一說。

　　夏季氣溫比較高，如果我們的體溫調節系統無法適應
變化、長時間暴露在高溫下，或是身體沒有及時的補充水
分來降溫，就容易受到夏季暑氣（暑邪）的侵襲了。

當長夏來臨，雨水豐沛，或者長期生活在濕氣比較重的地方，比如湖邊、海邊、多雨等，空氣中水氣比較重，身體中多餘的水氣如果沒有得到及時的宣散，就有可能蘊鬱肌表，形成濕疹。如果吃生冷不乾淨的食物，身體的濕氣（濕邪）就容易向下導致腹瀉。

外濕的來源

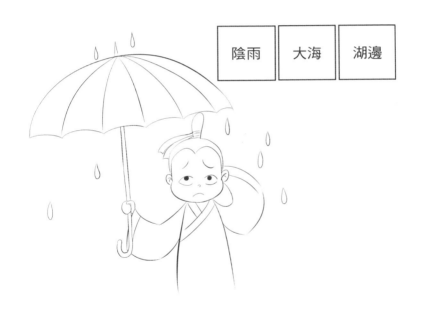

| 陰雨 | 大海 | 湖邊 |

隨著秋季到來，空氣的濕度逐漸降低，氣候開始變得乾燥，此時「燥邪」就悄悄來臨了，呼吸道失於濡潤，鼻腔氣管來不及分泌黏液來濕潤、淨化從外界吸進來的空氣，乾燥不純淨的空氣就會刺激人的咽喉、進而產生乾咳少痰、無痰或者黏痰等症狀。

冬季氣溫降低，寒氣逼人，人體最容易受到寒邪侵

這句話說的是風邪是陽邪，具向上、向外的特性，當風邪侵入體內後，最先受到損害的是位於人體上部的頭部，可引起頭痛、發熱、惡風、咳嗽、氣喘等症狀。尤其是出汗後受風，風邪更會趁機而入，感冒就不可避免。

呼吸道：燥邪入肺，會先侵犯口鼻呼吸道，導致或者誘發慢性咽炎，出現咽乾咽癢、乾咳無痰等症狀。羅漢果甘寒，清熱潤肺，利咽開音，兼潤腸通便，適合秋季乾燥時節慢性咽炎兼便祕患者煮水代茶飲用。

襲，若沒有及時增添衣物就容易感冒、發熱、流鼻涕。

六淫致病有一定的季節和環境特點，掌握了這些特點，我們就可以避免身體受到不必要的侵襲。

風邪——最善變的病

灑然：因寒冷汗毛聳立的樣子。

風氣藏於皮膚之間，腠理開則灑然寒，閉則熱而悶。

——《素問·風論》

故犯賊風虛邪者，陽受之。

——《素問·太陰陽明論》

這兩句話是對風邪致病特徵的描述，意思是當風邪侵襲人體時，一般先襲擊我們的腠理，因為這些位置屬體表，屬上，都是中醫「陽」的概念，風邪也屬於陽邪，容易侵犯人體的陽位。

人的腠理具有節律性的開合呼吸功能，如果腠理呼吸功能失常，開張太過，人就會覺得怕冷，有甚者添加衣物也不得好轉；閉合太過，人就會發熱，煩悶，這也是為什麼人們著風感冒後，會出現怕冷或者發熱的症狀，就是因為風邪破壞了肌表腠理正常疏泄、開張的節律。

腠理開合失常

皮膚腠理

打開太過

怕冷

閉合太過

熱

中醫必背

風者，百病之長也。

《素問·風論》

表示風邪常常是外邪致病的先頭兵，邪氣（寒、濕、燥、熱）常藉助風邪之力同時侵犯人體，引發各種疾病。加之風邪最易從頭部侵入，冬季為了防止風寒侵襲，一定要注意頭部保暖。

還有一些人會出現後背發緊、疼痛的症狀，因為在項背有一條非常重要的經絡，即「足太陽膀胱經」，它就像初升的太陽，能量比較薄弱，抵禦外邪的能力還不夠強，所以當感受風邪時，它最容易受到侵襲，就會出現項背發緊、痠痛不舒暢等症狀。

《素問·風論》說「風者，善行而數變」，善行的意思是，風邪致病具有病位游移、行無定處的特徵，比如一些老年朋友經常會出現遊走性的關節疼痛，痛無定處，這就屬於風氣偏盛的表現。數變是指風邪致病具有變化無常、發病迅速的特性，比如風疹塊就有皮膚搔癢、發無定處、此起彼伏的特點。

風邪致病，它還不太願意單獨發病，還得叫上幾個同夥一起作祟，比如上寒、濕、燥、熱諸邪一起做壞事，形成風寒、風濕、風燥、風熱等複合型的邪氣，風寒型的關節炎就可能表現為關節疼痛遇冷加重、得溫則減的特點。而風熱型關節炎可能出現<u>焮熱</u>疼痛，患處皮膚溫度偏高的特點，所以風邪常為致病的先導。

焮熱： 焮是發炎紅腫，焮熱即為紅腫發熱。

冬季主氣： 四季代表的主氣各有不同，風為春季主氣；暑為夏季主氣；濕為長夏主氣；燥為秋季主氣；寒為冬季主氣。

鬱遏： 鬱有鬱積、阻滯之義，此處是指寒氣使肌表毛孔鬱閉，體內的陽氣不能發散出來發揮護衛的作用。

傷寒： 此傷寒是指肌表被寒邪所傷，出現感冒頭痛、流清涕、發熱惡寒等症狀。並非由傷寒桿菌引起的急性消化道傳染病。

風邪常為致病的先導

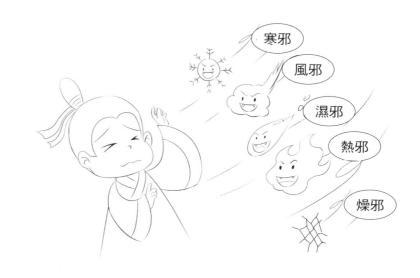

寒邪——傷人陽氣

寒為<u>冬季主氣</u>，在氣溫較低的冬季，或因氣溫驟降，人們沒有注意防寒保暖，就容易受到寒邪的侵襲。此外，淋雨涉水、汗出吹風，也經常是感受寒邪的重要原因。

寒邪致病有外寒、內寒之分，外寒是指寒氣直接作用於肌表，<u>鬱遏</u>機體最表面的陽氣，這種情況被叫做「傷

寒」，比如著涼感冒，頭身疼痛、發熱惡寒、鼻流清涕，就是由於寒邪作用於肌表引起的。

另一種情況是寒邪直接作用於內部臟腑，傷及臟腑的陽氣，稱作「中寒」，比如有些人受寒後胃部冷痛，不欲飲食，這時喝溫水或用暖暖包敷熨腹部、胃部後疼痛會得以緩解。如果受寒後嘔吐，且嘔吐物清稀，就是寒邪直中臟腑了。

如果長期感受外部寒邪，寒邪不斷侵入機體，積久不散就會傷害人體陽氣，這時外寒就會逐漸演變形成內寒，治療上除了要祛外寒還需要溫裡寒。反之，一旦人陽虛內寒，也容易感受外部寒邪。

外寒和內寒

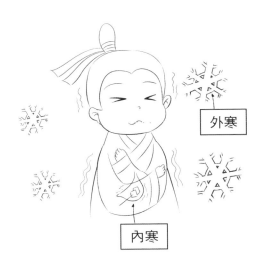

外寒

內寒

寒邪是性屬陰的邪氣，即「陰盛則寒」。陽氣本可以制約陰氣，以達到陰陽平衡，但是當陰氣太過，陽氣不足

以祛除陰寒之邪時，就會「陰盛則陽病」。陽氣受損，溫煦氣化的功能就會受到影響。如寒邪直中脾胃，脾陽功能受損，就會出現脘腹冷痛、嘔吐、腹瀉等症；當腎陽受到侵襲時，就會出現腰膝冷痛、小便清長、四肢冰涼等表現。

另外，寒邪除了易傷人體陽氣，還有凝滯（凝結、阻滯不通）。氣血阻滯不能通，不通則痛，所以寒邪傷人多見疼痛症狀。

每當人們感到寒冷時，身體總會蜷縮，可見「寒性收引」，當寒邪侵襲肌表，氣機收斂，腠理閉合，機體最表層的陽氣被鬱遏不得宣洩，就會出現惡寒發熱、無汗。

當寒邪侵犯人的血脈，就會使氣血凝滯，血脈攣縮，出現頭身疼痛、脈緊。當寒邪作用於關節，經脈就會拘急收引，出現屈伸不利。

寒性收引：熱脹冷縮是很常見的自然規律，同樣如果人體血管受寒，血管收縮，血液流動減慢，甚至凝結不通，就會出現脈緊，血瘀。筋經受寒、攣縮變短、肌肉收縮，自然活動不利。毛孔皮膚受寒，閉合不開，就會惡寒發熱。

寒性收引的表現

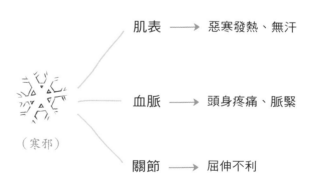

肌表 ⟶ 惡寒發熱、無汗

（寒邪）

血脈 ⟶ 頭身疼痛、脈緊

關節 ⟶ 屈伸不利

暑邪——耗氣又傷津

　　與寒邪相反，暑邪屬陽邪，因夏季火熱之氣出現一系列陽熱症狀，如高熱、心煩、面赤、脈象洪大等。

　　寒邪易傷人體陽氣，收引閉合，而暑邪升散，耗氣傷津。其特點是易使人體肌表腠理疏泄太過，所以夏季時，人們容易流汗。當汗出過多，無法及時補充，就會使津液虧損，出現口渴想喝水、小便顏色黃、短少等表現。

　　當大量汗液排出，體液得不到補給，會出現<u>氣隨津泄</u>，所以傷暑者往往會伴隨氣短乏力，甚則突然昏倒，不省人事，即所謂的「中暑」。

暑邪致病的表現

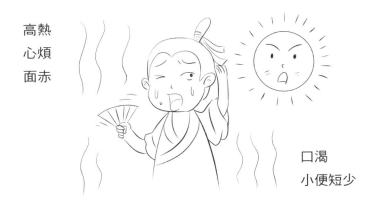

高熱
心煩
面赤

口渴
小便短少

　　而且暑邪容易擾動心神，使人心情煩悶不寧，所以夏季比較容易出現口角爭執、拳腳相加等不愉快事件。

中醫必背

先夏至日者為病溫，
後夏至日者為病暑。

《素問・熱論》

▼

暑邪致病有明顯的季節性，主要在夏至之後，立秋之前。此時天氣酷熱，要避免在中午12點到下午3點之間外出或勞動，並及時補充水分，以免中暑。

氣隨津泄：氣在體內的存在，不僅依附於血，而且依附於津液，所以津液也是氣的載體，津液（汗液、尿液、體液）大量流失，氣也會隨之而洩，造成氣津兩傷。

夏天除了氣候炎熱，而且多雨多濕，空氣濕度增加，所以暑邪常挾濕邪侵犯人體，這個特點尤以多雨的南方較為明顯。人們容易有四肢困倦、胸悶嘔惡、大便溏泄不爽等濕暑夾雜的症狀。

濕邪——濕黏不爽快

濕是長夏的主氣，夏秋之交，夏季熱氣下降，熱氣充溢上升，水氣上騰，空氣潮濕，是一年中濕氣最重的季節。和寒邪一樣，濕邪也有外濕、內濕之分。

外濕多由氣候潮濕，或涉水淋雨、居處潮濕等外在因素影響。內濕則是脾失健運，脾的運化功能失常，當脾陽不能去除濕氣，就會導致水濕停聚形成病理。外濕長期困脾，使脾的功能失常，亦可導致脾虛內濕的形成。

濕邪的產生

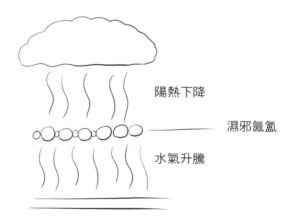

陽熱下降

濕邪氤氳

水氣升騰

溏泄不爽：指大便便質軟，不成形，形似稀泥，並有黏膩排不淨的感覺，是腸道濕重的表現。

長夏：即夏季的最後一個月，為農曆六月。

困脾：脾喜燥惡濕，最怕濕邪，所以濕邪一旦侵犯人體，最受傷的就是脾。濕邪困脾，脾的功能不能正常發揮，人就會出現食欲不振、消化不良、胸悶、困倦的表現。凡脾虛濕盛皆可艾灸脾經原穴太白（足大趾本節後下方赤白肉際凹陷處）。

　　濕性重濁，「重」即沉重或重著。是指受到濕邪影響，頭部會沉重像裹著東西，出現身體沉重，四肢痠懶沉重等症狀。《素問‧生氣通天論》說：「因於濕，首如裹。」是指濕邪外襲肌表，使清陽之氣不能上升，使人頭昏而沉如被裹。

　　「濁」，即穢濁，多指分泌物穢濁不清。濕邪致病可出現各種穢濁症狀，如臉部比較容易出油、感覺黏膩、眼屎比較多、大便溏泄、下痢黏液膿血、小便渾濁、婦女白帶過多，濕疹破潰流水等，都是濕性穢濁的病理反應。

　　因為濕性類水，所以和寒邪一樣，濕邪也屬於陰邪，陰邪最容易損傷人體的陽氣。

　　陰邪還會阻遏氣機運行，濕邪侵及人體時，出現在哪裡，哪裡就堵塞不通。滯留在臟腑經絡裡時，氣機升降會失常，經絡阻滯不暢；如果問題出現在頭部，就會覺得頭

穢濁：濕性穢濁還有一個最直觀的表現，就是舌苔厚膩，舌苔色白厚膩，舌面濕潤，而且舌苔是刮不下來的。如果舌苔顏色變黃，說明已經化熱。

濕邪阻遏人體氣機的運行

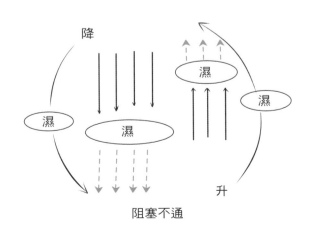

痛、頭重；出現在胸腹部，就會覺得胸悶，胃脘痞滿；出現在筋骨關節，關節就會活動不利，疼痛重著。

脾是運化水濕的重要臟腑，如果水濕過重，就會增加脾的負擔，加重水濕代謝不暢，當過多的水濕停聚在身體裡，導致腹瀉、尿少、水腫、腹水等病症。所以《素問·六元正紀大論》說：「濕勝則濡瀉，甚則水閉附腫。」

因為濕性類水、趨下，所以濕邪多會先侵犯人體下部，引起症狀，比如水腫大多以下肢腫脹較為明顯，婦女帶下、慢性腹瀉、一些泌尿系統問題等，大多都是濕邪下注所致。

燥邪──乾澀容易傷肺

秋天的主氣是燥，入秋後，雨水開始減少，空氣中缺乏水分，乾燥空氣從口鼻而入，首先影響人的呼吸系統。

初秋的時候仍有夏熱的餘氣，燥邪容易與溫熱結合侵犯人體，這時多見溫燥的病症，比如風熱咳嗽，痰黃膠黏難出，發熱，口乾口渴；深秋時，又臨近冬天的寒氣，燥邪容易與寒邪結合侵犯人體，這時多見涼燥病症，比如風寒咳嗽、痰白黏、發熱輕、惡寒重、口不甚渴。

燥邪是乾澀的病邪，所以感受燥邪容易耗傷人體津液，造成陰津虧虛，出現口鼻乾燥，甚至皸裂，毛髮沒有光澤、毛燥乾枯，小便短少，大便乾結等症狀。正如《素問·陰陽應象大論》說「燥勝則乾」。

濡瀉：又稱濕瀉、洞瀉、脾虛瀉，指濕氣偏盛出現大便泄瀉，主要表現是腸鳴腹瀉，瀉出稀爛大便，但是不會腹痛。為體內濕氣太重，損傷脾胃所致。

附：通「膚」，指皮膚。表示因體內水濕瀰漫導致的皮膚水腫。也有一種說法是「足背」。

皸裂：是指皮膚因乾燥開裂，輕者僅為乾燥、龜裂；重者裂口深達真皮，易出血、疼痛，治宜滋養肌膚潤燥。

溫燥與涼燥的致病特點

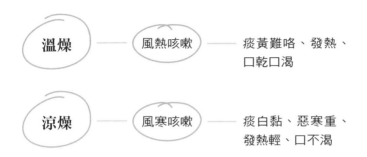

肺喜潤惡燥，肺臟及呼吸道都喜好濕潤，所以鼻腔及氣管、支氣管需要不斷分泌黏液，保持濕潤來淨化空氣，而《素問・陰陽應象大論》也說「天氣通於肺」。肺與外界大氣相通，空氣通過呼吸道直接吸入肺中，因此燥邪會先傷害到肺，損傷肺津，進而出現乾咳少痰，或痰液膠黏難咯，或痰中帶血以及喘息胸痛等症，即「燥易傷肺」。

火邪——容易上火、出汗出血

陽盛易生火熱，火為熱之極，熱為溫之漸，表示程度的變化。雖然**火熱之邪經常合併混稱**，但同中有異，**熱多屬外邪**，如風熱、暑熱、濕熱；**而火常由內生**，如心火上炎、肝火亢盛等病變。從兩者之間的差異，我們可以發現火熱也有內外之分：外感者，多感受溫邪熱氣；內生者，多為臟腑陽氣亢盛所致。

火熱屬於陽邪，所以陽熱致病，會出現躁動向上的火

> 燥易傷肺：常出現咽痛、乾咳少痰，甚至痰中帶血，緩解秋季肺燥最好的水果就是梨了，梨有「生者清六腑之熱，熟者滋五臟之陰」的功效。若秋天能每天吃1～2顆梨，不僅能潤秋燥，還對中老年人高血壓、失眠多夢有輔助療效。

> 心火上炎：指心經火熱熾盛，導致心經經過的地方都被火熱之邪侵犯，出現一系列的症狀，如口舌生瘡、口腔潰瘍、心煩失眠、小便發黃等。

熱之性，如高熱、煩渴、汗出、脈象洪大。嚴重時，擾亂神明，出現心煩失眠、狂躁妄動、神志不清、高熱不退、胡言亂語等表現。火性炎上的特點也體現於在火熱病症中，一般多出現在人體的上部。

火邪容易耗氣傷津，所以火邪致病除了趨於上部的熱象外，還會出現口渴想喝水、咽乾舌燥、小便色重、大便祕結等耗傷津液的表現。《素問‧陰陽應象大論》裡說「壯火食氣」，說的就是陽熱亢盛形成的實火，會成為壯火，損傷人體的正氣，使全身的津、氣衰脫。

火和熱的區別

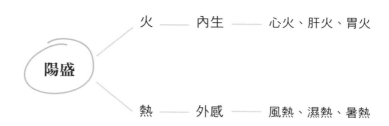

陽邪特別愛侵犯肝陰，因為肝主疏泄，主藏血，火邪太盛會影響肝氣的升發，具體來說火性炎上，容易使肝氣升發太過。同時火邪耗傷肝陰，當肝陰不足時，就更加制約不住肝氣的升發了。這時肝火容易燒肝經，而肝又和身體的筋膜爪甲關係密切，當筋膜失去了津液滋養，就會乾枯攣縮，表現為高熱、神昏、胡言亂語、四肢抽搐、目睛上視、頸項強直、角弓反張等。而這些症狀就是我們常說

角弓反張：是指項背肌肉高度強直痙攣，頭和下肢向後彎曲而軀幹向前成弓形的狀態。常見於小兒高熱驚風、破傷風。

的肝風內動。

肝風內動的病機和表現

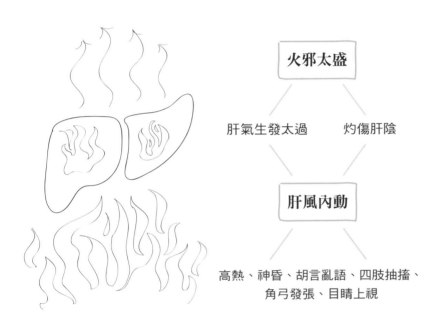

火邪太盛

肝氣生發太過　　灼傷肝陰

肝風內動

高熱、神昏、胡言亂語、四肢抽搐、
角弓發張、目睛上視

　　火熱之邪加速血行，使脈管內的血流向外耗散，就會
導致各類出血，如**牙齦出血**、**上消化道出血**、**鼻出血**、便
血、尿血、皮下紫癜及婦女月經過多、<u>崩漏</u>等病症。如果
火熱之邪入血，在局部腐蝕血肉就會誘發癰腫瘡瘍。所以
《靈樞・癰疽》說：「大熱不止，熱勝則肉腐，肉腐則為
膿，故名曰癰。」

　　了解六淫的季節特徵和致病特點，在平時的生活中，
我們就能夠更好的順應四時變化，調整生活、飲食、起
居，防病未然。

崩漏：中醫病名，
指婦女在非月經
期間陰道出血。
發病急驟，大量
出血者為「崩」；
病勢緩，出血量
少，淋漓不絕者為
「漏」。相當於西
醫無排卵性功能
性子宮出血。

第八章
內生五邪
——人體的內部矛盾

內生「五邪」，是指在疾病的發展過程中，由於氣血津液及臟腑生理功能出現異常，產生的類似風、寒、濕、燥、火等外邪致病的病理現象。由於病起於內，故分別稱為內風、內寒、內濕、內燥和內火，統稱為內生五邪。

內風——風氣內動

風氣內動，即是內風。由於內風與肝的關係較密切，所以也稱為肝風內動或者肝風。凡在疾病發展過程中，因陽盛、陰虛不能制陽，出現動搖、眩暈，抽搐、震顫等病理反應，即是風氣內動的具體表現。《素問・至真要大論》說「諸暴強直，皆屬於風」，即指明這些臨床表現與風邪致病有密切關係。

肝陽化風，較多情況由於情志所傷、操勞過度，耗傷肝腎之陰，腎水不能涵養肝木，長久累積下來，則陰越虧、陽越浮，肝之陽氣上升太過無以制約，便亢而化風，形成風氣內動。輕者可見筋肉震顫、抽搐、麻木，重則頭暈目眩欲摔倒、口眼喎斜，或為半身不遂。

諸暴強直，皆屬於風：暴，是指突然發病和疾病嚴重程度；強直，即頸項強直，四肢僵硬，角弓反張。本症發病急驟、病情進展迅速、症狀變化多端，具有「風性動」、「善行而數變」的特點。

喎斜：是指口角、眼角向一側歪斜，多見於面癱或腦中風後遺症。

127

肝陽化風的症狀

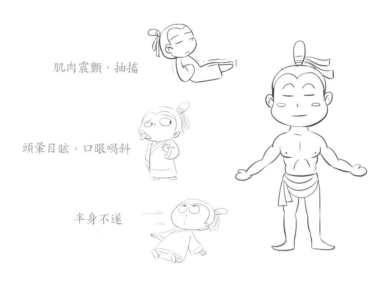

肌肉震顫、抽搐

頭暈目眩、口眼喎斜

半身不遂

羚角鉤藤湯：羚羊角能夠入肝經，涼肝息風；鉤藤清熱平肝，息風解痙，共為君藥。配伍桑葉、菊花辛涼疏泄，清熱平肝，以加強涼肝息風之效，用為臣藥。也是涼肝息風的代表方劑。

筋攣肉瞤：瞤，肌肉跳動。意思是筋經攣縮收引，肌肉會小幅度跳動抽搐，是陰虛動風、血虛生風的主要表現之一。

熱極生風，多見於嚴重的熱性病，由於邪熱熾盛，體內的肝火燒得很旺，肝經的津液被煎灼，筋脈失去滋潤，陽熱亢盛化為風，就會出現痙厥、抽搐、鼻翼翕動、目睛上吊、角弓反張等臨床表現，並伴有高熱、神昏、譫語等表現，脈象弦數有力。

熱極生風，內風中的實證表現是一派熱象，不存在虛證，所以往往來勢猛烈，發病急驟。急需藥物涼肝息風，增液舒筋，代表方劑是羚角鉤藤湯。

陰虛動風，大多出現於熱病後期，陰津虧損，或由於久病耗傷，陰液大虧，無以濡養筋脈，則變生內風。此屬虛風內動，臨床可見筋攣肉瞤（音同順），手足蠕動，但幅度會較小。還兼有五心煩熱、口咽乾燥、形體消瘦一派陰虛之象。

血虛生風，常因生血不足、失血過多、久病耗傷營血、肝血不足，筋脈失養，或是血不榮絡，則虛風內動。臨床表現是肢體麻木不仁，筋肉跳動，手足徐徐抽動，甚則手足拘攣不伸，還有口唇爪甲色淡，面色蒼白或萎黃的症狀。

血燥生風，多因為久病耗血、年老精虧血少、長期營養缺乏生血不足，或瘀血內結、新血生化障礙所致。其病機是津枯血少，失潤化燥，肌膚失於濡養，經脈氣血失於調和，於是血燥生風。臨床可見皮膚乾燥或肌膚甲錯，並有皮膚搔癢或落屑等。

肌膚甲錯：是指皮膚乾燥，有像枯田一樣的細小裂紋。為陰液耗傷，不能滋養皮膚所致；或瘀血內阻，肌膚失養所致。

內寒——寒從中生

寒從中生，又稱「內寒」，指機體陽氣虛衰，溫煦氣化的功能減退，虛寒內生，或陰寒之邪瀰漫的病理狀態。

正常來說，陰陽要處於平衡，如果陽虛，則必然陰盛。陰具備寒冷屬性，所以陰盛就會內寒，就像到了冬季，河流就會凝固結冰，身體寒氣太盛，溫煦能力也就會打折扣，血流速度會減慢，血管收縮。內寒主要表現有面色蒼白、身體發寒、手腳冰冷、筋脈拘攣，或肢體關節疼痛等。

內寒主要與脾、腎兩個臟有關。因為脾是氣血生化的源泉，脾胃從飲食中化生出來的精微營養，原本是要充養肌肉四肢。如果脾虛，脾陽的這項功能就會大打折扣，所

以就會出現肢體發寒，<u>四末不溫</u>的寒象。

　　除了脾陽之外，腎陽虛衰也是生內寒的重要原因，因為腎陽是人身陽氣的根，具溫煦全身臟腑組織的作用，如果腎陽虛，熱能出現虧損。所以《素問·至真要大論》裡說的「諸寒收引，皆屬於腎」，就指出了虛寒之象與腎陽虛都脫不了關係。

　　另一方面，陽氣虛衰，陽的氣化功能就會減退，陽不化陰，水液代謝就會出現障礙，產生具陰寒性的病理產物如<u>水濕、痰飲</u>。《素問·至真要大論》裡也提到：「諸病水液，澄澈清冷，皆屬於寒。」臨床上較多見的有尿頻清長，涕、唾、痰、涎稀薄清冷、大便泄瀉，或者水腫，大多都是陽氣不足，蒸騰氣化無能，津液不能化氣所致。

　　那麼，寒從中生的內寒，和外感寒邪所引起的外寒，有什麼區別和聯繫呢？

　　內寒的特點主要是虛而有寒，以虛為主，比如說長期手腳冰冷，肚子怕涼，反覆泄瀉；而外寒的臨床特點，主要以寒為主，雖然有時因寒邪傷陽而表現出短暫虛象，但仍以寒為主。

　　外感寒邪若侵犯人體久了，必然會損傷陽氣，久之導致陽虛生內寒；而陰寒內盛的人，又會因為抗禦外邪的能力低下，而更加容易被外感寒邪侵襲致病。

四末：即四肢，為人體軀幹的末端，所以稱四末。因為遠離軀幹心臟，加之寒氣內生，所以血液難以到達。

水濕、痰飲：所謂積水成飲，飲凝成痰。一般清稀的稱為飲，較稠厚的稱為痰。痰不僅是指咳吐出來有形可見的痰液，還包括停滯在臟腑經絡中的痰，這種痰稱為「無形之痰」，對健康威脅更大，它隱祕的遊走於身體四處，可能引發各種疾病，所以才有了「百病皆因痰作祟」的說法。

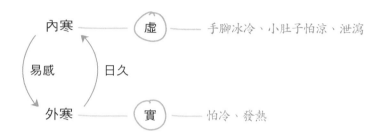

內寒和外寒的區別與聯繫

內濕——濕濁內生

　　內濕即濕濁內生，是指由於脾的運化功能、輸布津液的功能有障礙，從而引起水濕、痰濁蓄積停滯的病理狀態。因為「脾主運化」，負責把飲食轉化成營養物質，然後輸布到身體的其他地方，並把多餘的水濕代謝出體外。

　　如果脾的運化輸布功能出現問題，那麼本來要被散布的精微，就有可能滯留在身體裡，反而變成「糟粕」，即痰濕，比如過多的膽固醇、甘油三酯，所以有云「肥人多痰」，多半是因為脾虛生濕。

　　內濕，多因素造成體態肥胖、痰濕過盛、或因吃太多生冷、<u>肥美的食物</u>，傷了脾胃，於是水液不化，聚而成濕，停而為痰，留而為飲，積而為水。因此，脾的運化失職，是造成濕濁內生的關鍵，正如《素問·至真要大論》說：「諸濕腫滿，皆屬於脾。」

　　脾主運化靠的是脾陽，脾陽又和腎陽緊密聯繫，所以，腎陽虛衰時，也必然會牽連影響到脾的運化，從而導

肥美的食物：如豬肉、牛肉、羊肉、雞、鴨、魚肉等肥膩鮮美、難以消化的食物。

脾主運化

食物

↓

胃

↓

將吃下去的水穀轉化為
精微物質，準備輸送到
身體各個臟腑。

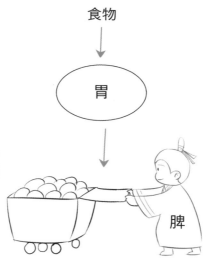

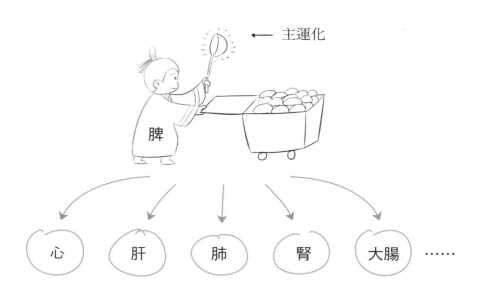

← 主運化

脾

心　肝　肺　腎　大腸　⋯⋯

致濕濁內生。反之，由於濕為陰邪，濕濁內困太久，又會反過來損及脾腎之陽，造成惡性循環。

濕性重濁黏滯，會阻遏氣機，臨床上濕邪阻滯部位的不同，表現出來的症候也不一樣，比如濕邪侵犯上焦，就會出現胸悶咳嗽；濕邪阻滯中焦，就會脘腹脹滿、食欲不振、口黏、口膩或口甜，且舌苔較厚膩；濕邪如果滯留下焦，就會出現泄瀉，甚則少尿、無尿；水濕浸淫在皮膚肌腠之間，就會發為水腫；濕邪滯留在經脈之間，身體就會像被濕布纏裹住了一樣，肢體沉重，難以屈伸。

內燥——津傷化燥

當機體津液不足，人體各組織器官和孔竅失於濡潤，出現乾燥枯澀的狀態，即津傷化燥，也被叫做「內燥」。

有哪些情況會耗傷人體大量的陰液呢？比如大汗、大吐、大瀉，或者失血過多等，都可能導致陰液虧少，如果某些熱病或者腫瘤長期低熱，都有可能消耗人體組織器官的大量陰液。

由於津液虧少，內在臟腑得不到滋養，對外的孔竅失於潤澤，燥熱便由內而生，臨床上就會出現多種乾燥不潤的病變。所以《素問·陰陽應象大論》說：「燥勝則乾。」

內燥病變以肺、胃、大腸較常見，如：肺燥可見鼻腔乾燥，有甚者疼痛出血，或乾咳無痰，甚則咯血（按：指氣管、支氣管及肺實質出血，血液經咳嗽由口腔咯出）；胃

中醫必背

諸痙項強，皆屬於濕。

《素問·至真要大論》

意思是，頸部肌肉的僵直痙攣是因為濕，就像現代人容易出現的頸椎病，除了久坐，還有很大一部分原因是夏季長時間吹空調，皮膚腠理疏鬆，濕邪乘虛而入，阻滯經絡，不得流通，不通則痛。

內燥在肺、胃、大腸的表現

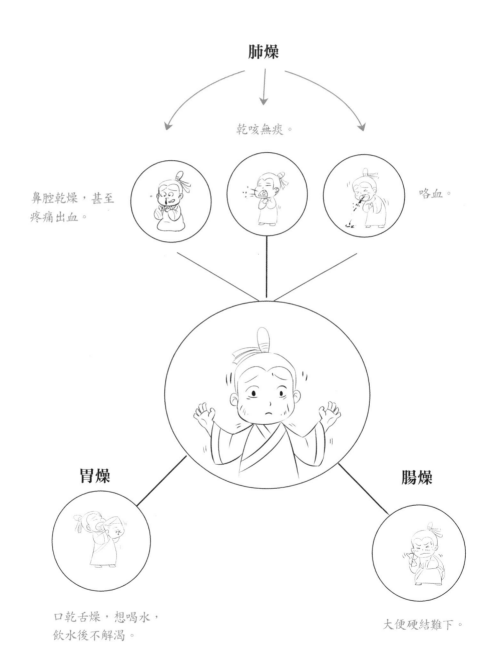

肺燥

乾咳無痰。

鼻腔乾燥，甚至疼痛出血。

咯血。

胃燥

口乾舌燥，想喝水，飲水後不解渴。

腸燥

大便硬結難下。

燥會出現口乾舌燥、想喝水，飲水後不解渴；腸燥可見大便硬結難下。

　　由於津液枯涸，皮膚乾燥沒有光澤、起皮脫屑，甚則皸裂、口燥咽乾、嘴唇乾焦、舌上無津，甚或光紅皸裂，鼻乾目澀、爪甲脆而易折、大便燥結、小便短赤等。所以劉河間在《素問玄機原病式》裡對「病機十九條」作了補充：「諸澀枯涸，幹勁皸揭，皆屬於燥。」

內火——火熱內生

　　火熱內生，又稱「內火」或「內熱」，是指由於陽盛太過有盈餘、陰虛不及虧損導致陽亢，或由於氣血瘀滯和病邪鬱結，而產生的火熱內擾，功能亢奮的病理狀態。

　　火與熱同類，均屬於陽，兩者在病機和臨床表現上基本是一致的，只有程度上會有差別。不過火熱內生有虛實之分。

平和之人、陰虛火旺和陽氣過盛示意

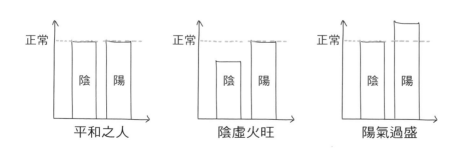

平和之人　　　　陰虛火旺　　　　陽氣過盛

劉河間：本名劉完素，字守真，為金元四大醫家之首，他生長於氣候乾燥的北方，又逢連年征戰，瘟疫流行。針對當時肆虐的熱性病，他提出了「火熱論」，使用寒涼藥物治療，開創了中醫的寒涼學派。

中醫必背

氣有餘便是火。《丹溪心法》

此處的「氣」是指人體的陽氣，人體的陰液不足就會導致陽氣偏盛，也就是「有餘」，導致各種虛火之症。如潮熱盜汗、心煩失眠、口乾舌燥等。此類虛熱，最不能濫用補益扶正的藥物，否則只會助長虛火，便陰液更虧。

陽氣過盛化火：人體的陽氣在正常情況下，起到養神柔筋，溫煦臟腑組織的作用，中醫學稱這種起到良性作用的陽氣為「少火」。但是當少火發生病理變化，陽氣過亢，必然消耗更多物質，以致傷陰耗液。這種病理性的陽氣則被稱為「壯火」，屬實火。

陰虛火旺：屬虛火。多因精血虧少、陰液大傷、陰虛陽亢，造成虛熱虛火內生。一般來說，陰虛內熱多見於全身的虛熱徵象。而陰虛火旺，其臨床上所見的火熱徵象往往集中於機體的某一部位。如牙痛、咽痛、口乾唇燥、骨蒸、兩顴潮紅等，均為虛火上炎所致。

邪鬱化火：分成兩種，一是外感風、寒、暑、濕、燥等邪氣，使機體功能鬱滯化熱、化火。以寒鬱化熱為例，有些人感受風寒，一開始出現身體畏寒怕冷，後來鬱而化熱出現發熱、面赤、咳嗽痰黃。再舉一個例子，若濕邪侵犯下焦、鬱而化熱導致泌尿系感染，先是尿頻、尿急，繼而又出現小便灼熱、疼痛，或者婦科白帶黃黏、腥臭、量多，或者大便稀軟臭穢等。

二是體內的病理代謝產物，如痰、瘀、食積、蟲積等，均能鬱而化火。如吃得過多、過飽，食物積聚在腸胃中，難以消化，一開始是胃脹、打嗝，然後鬱積化火，就會出現口臭，舌苔發黃發膩，大便惡臭。

骨蒸：是虛熱的一種。形容熱感自骨內向外熏蒸透發，為陰虛火旺的典型症狀。

蟲積：是腹內蟲多積聚成包塊的疾病，也就是腸內寄生蟲病，如蛔蟲、蟯蟲、條蟲等。多發於小兒，常表現為腹痛、面黃肌瘦、面有蟲斑，隨著衛生條件和生活環境的改善，現在腸道寄生蟲病已經比較少見了。

邪鬱化火示意

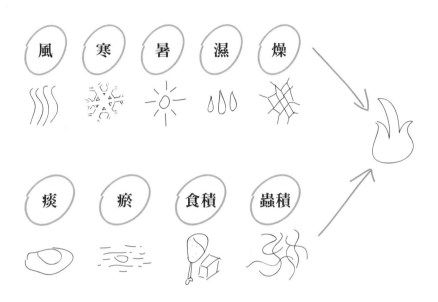

　　五志過極化火：又稱「五志之火」，包含喜、怒、憂、思、恐等，當這五種情志活動受到過度刺激，也會影響陰陽、氣血和臟腑的生理平衡，造成氣機鬱結，氣鬱過久則化熱、化火，火熱內生。如長期抑鬱不舒暢，會導致肝氣鬱滯化火，發為肝火。

五志：是指喜、怒、憂、思、恐五種情志。情志和氣的活動密切相關，長期精神活動過度興奮或抑鬱，使氣機紊亂，臟腑真陰虧損，出現煩躁、易怒、頭暈、失眠、口苦、脅痛，或喘咳、吐血、衄血等，都屬於火的表現。

第九章
飲食失宜
——吃不對也會生病

> 毒藥攻邪，五穀為養，五果為助，五畜為益，五菜為充，氣味和而服之，以補益精氣。
>
> ——《素問·藏氣法時論》

毒藥：為藥物之統稱。跟現代說的毒藥概念完全不同，藥物性味各有所偏，這種藥物偏性，古人稱之為「毒性」。

食物與疾病的關係

上面那段話的大意是，藥物可以用於與邪氣抗爭，而五穀則用以養身，藉助五果、五畜和五菜的輔助，根據氣味相合、辨證，以用來益氣生精，提高身體防禦能力。

五穀：為稻、黍、稷、麥、菽，其中黍是黃米，稷是穀子，菽是大豆。

食物的種類

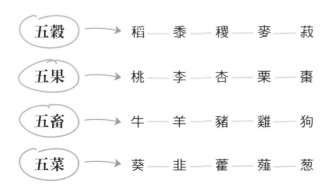

五穀 → 稻 — 黍 — 稷 — 麥 — 菽

五果 → 桃 — 李 — 杏 — 栗 — 棗

五畜 → 牛 — 羊 — 豬 — 雞 — 狗

五菜 → 葵 — 韭 — 藿 — 薤 — 蔥

五菜：為葵、韭、藿、薤、蔥，其中葵為冬葵菜，藿為豆苗或豆的嫩葉，薤為小蒜，北方人極少食用。

食療（食物療法）是人們常聽到的名詞，許多媒介都能看到關於養生食療的建議。歷史上也有許多食療論著，如《食療本草》、《救荒本草》、《養老奉親書》等。

飲食的確具有治療疾病的作用，且不少藥物可同時用作為食物和藥物，如山藥、生薑、薏苡仁、山楂、粳米、小茴香等，但需要根據不同疾病的不同證型，以及食物的性味功效進行有針對性的篩選。比如，紅糖味甘性溫，入肝、脾經，可益氣補血、溫中止痛（中指中焦脾胃）、活血化瘀，常用於女性<u>寒性或瘀血性痛經</u>。

寒性或瘀血性痛經：寒性痛表現為小腹冷痛，得熱痛減，經色暗淡有塊，四肢發冷，唇色面色發白；瘀血性痛經常表現為經色紫暗有塊，小腹刺痛，血塊排出則痛減，舌頭發紫，顏色發暗，嚴重時，有瘀斑瘀點。

張仲景：被尊為「醫聖」，東漢末年著名醫學家，創立了傷寒學派，奠定了中醫辨證論治的基礎。著有《傷寒雜病論》，這本是研習中醫必備的經典著作。

以形補形，以臟補臟

以形補形，以臟補臟，即老百姓日常所說的「吃啥補啥」，這是對中醫哲學思想取象比類法的應用，如冬至吃餃子。傳說，在東漢時期，由於冬至之時天氣寒冷，不少人因為飢寒交迫而耳朵被凍傷，醫聖<u>張仲景</u>便讓弟子在街邊搭起醫棚，為患者醫治。他將祛寒藥材放入大鍋內煎煮，撈出來，然後用麵做成耳朵形狀，煮熟後，分給患者食用，癒人無數。

人的每餐都可認為是一次食療，米麵穀粱都有其性味功效。由於陰陽和合的規律，依照四時，進食當令食物對身體是最好的選擇。比如夏季炎熱，宜食西瓜等性涼利水之物，但以適度為宜。常見食物性味歸經，如：

粳米、小米味甘，性平，入脾、胃經，可用於脾胃虛

弱，或病後虛弱。

薏苡仁味甘淡，性寒，入肺、脾、腎經，可健脾益肺、補腎利水，用於咳嗽、脾虛水腫、腹痛泄瀉。

玉米味甘，性平，入脾、胃經，可調脾和胃、利尿通淋，用於食欲不振、小便不利、水腫等。另外，玉米還可降溫解熱、降血糖，玉米鬚可用於痢疾，玉米苞葉用於膀胱結石。

玉米的食療功效

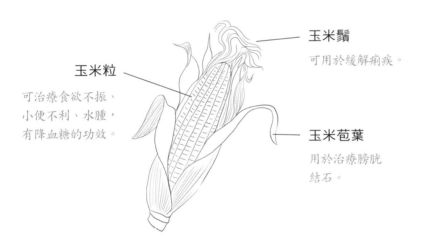

玉米鬚
可用於緩解痢疾。

玉米粒
可治療食欲不振、小便不利、水腫，有降血糖的功效。

玉米苞葉
用於治療膀胱結石。

小麥味甘，性涼，入心、腎經，可除煩止渴、利尿通淋、養心益腎。

赤小豆味甘，性酸平，入心、小腸經，可健脾利濕、消腫解毒。

綠豆味甘，性涼，入心、胃經，可消暑利水。

白扁豆味甘，性微溫，入肝、脾、胃經，可以用來健

小麥：乾燥輕浮瘠瘦者，也就是在淘洗小麥時浮在水面上的那部分，叫做浮小麥，浮小麥也可以入藥。中醫認為浮小麥味甘性涼，可入心經，能止汗。具有益氣，除熱，止汗的功效。常用於治療骨蒸勞熱、自汗盜汗。

脾化濕。

菠菜味甘，性涼，入胃、大腸經，主治胃熱煩渴、消渴多飲、便祕。

包菜味甘，性平，入肝、胃經，可用於胃及十二指腸潰瘍、慢性膽囊炎等。

花菜味甘，性平，入肝、肺經，可化痰止咳、健脾和中，主治痰熱咳嗽、脾胃不和、肝熱神昏等。

芹菜味甘苦，性寒，入肝經，可清熱平肝，降血壓，主治頭暈頭痛、肝經鬱熱。

香菜味辛，性溫，入肺、脾經，可發汗透疹、消食下氣，用於感冒發熱、麻疹已透者。

飲食不節

飲食以適度為宜，過飢或過飽都會影響身體健康。

過飢：飲食水穀是人體後天之精的化生來源，如果攝食不足，則會導致氣血生化失源，臟腑失養，從而正氣虧虛，人體防禦能力下降，易遭受外邪侵襲。長期攝食不足，還會損傷脾胃之氣，導致胃脘疼痛等症。

過飽：輕者，由於過度飲食而超過脾胃消化能力，積食停滯，出現胃脘脹滿、嘔吐、泄瀉等症狀；重者則可傷及脾胃，導致運化功能失常，從而聚濕生痰，引發糖尿病、肥胖、心脈痺阻等疾病。

飲食不潔

　　飲食不潔即吃了不乾淨的食物。由於缺乏良好的衛生習慣，吃到被寄生蟲汙染的食物，或誤食有毒食物所造成的。飲食不潔會導致胃腸疾病，出現嘔吐、泄瀉、痢疾、脘腹脹痛等，有的還會引起寄生蟲病。

　　如果夏季進食腐敗變質的食物，常會出現劇烈腹痛、吐瀉等中毒症狀，尤其需要注意。而誤食有毒食物如毒蘑菇、有毒蔬菜可導致機體中毒，出現頭暈、幻覺、嘔吐，重者可出現昏迷或死亡。

飲食偏嗜

　　飲食偏嗜即偏好吃某種性味的食物，包括偏嗜寒熱、偏嗜五味。

偏嗜寒熱

　　良好的飲食要求寒熱適中，寒性食物具有清熱解毒、清熱瀉火、清熱通便、清熱燥濕的作用，但過分偏食生涼之品，易傷及脾胃陽氣，出現腹瀉、四肢冰涼等症狀，脾胃失於運化，則聚濕生痰，或日久化熱。熱性食物具有溫中散寒、助陽補火、補中益氣、補腎壯陽的作用，但過分偏食溫熱之品，則易導致胃腸積熱，出現口渴、腹滿脹痛、便祕等症狀。

偏嗜五味

　　飲食分成五味，包含酸、苦、甘、辛、鹹，且五味分別對應五

所勝：勝通「克」。
所勝則指相克關
係。如木克土，
即肝勝脾，脾為
肝所勝。

臟，偏嗜某種性味的食物，則容易導致該臟之臟氣偏盛、
五臟失調，傷及其所勝之臟。

五臟所勝之臟

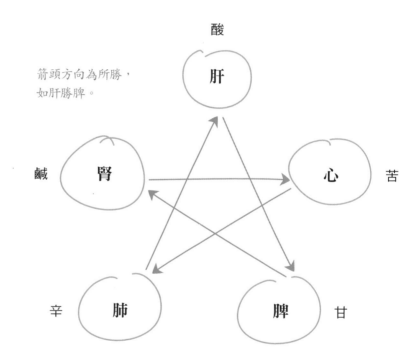

箭頭方向為所勝，
如肝勝脾。

凝泣：凝結而不
暢通。
泣，通「澀」。

毛拔：毛髮脫落。

胝皺：胝，指手
腳掌上的厚皮，
俗稱繭子。胝皺
是指皮肉因生繭
而皺縮。

唇揭：揭，為掀
起之意，指嘴部
肌肉角質變厚導
致嘴唇掀起。

是故多食鹹，則脈凝泣而變色；多食苦，則皮
槁而毛拔；多食辛，則筋急而爪枯；多食酸，則肉
胝皺而唇揭；多食甘，則骨痛而髮落。

——《素問・五臟生成》

這段話的意思是：鹹味食用過度，則腎氣相對偏盛，傷及心氣，對心主脈的功能產生影響，出現血脈運行不暢；苦味食用過度，則心氣偏盛，傷及肺氣，則肺主皮毛功能受損，出現皮膚枯槁，毛髮脫落；辛味食用過度，則肺氣偏盛，傷及肝氣，則肝主筋功能受損而筋脈拘急、爪甲枯槁；酸味食用過度，則肝氣偏盛，傷及脾胃，則肌肉皺縮；甘味食用過度，則脾氣偏盛，傷及腎氣，腎主骨功能受損，出現骨痛髮落。

所以根據五味偏嗜的規律，《黃帝內經》也提出了五味忌口。

> 五禁：肝病禁辛，心病禁鹹，脾病禁酸，腎病禁甘，肺病禁苦。
>
> ——《靈樞·五味》

其理論依據是五行學說，肝在五行屬木，辛味在五行屬金，按照五行學說，金能克木，故肝病者應禁食辛味食品，防止肝臟受傷，其意是食用辛味食品，可以助肺金之氣，進而克伐肝臟。其他各臟病變依此類推。

除臟腑之外，氣血筋骨發生疾病時，飲食上也有五味的禁忌。

> 病在筋，無食酸；病在氣，無食辛；病在骨，無食鹹；病在血，無食苦；病在肉，無食甘。
>
> ——《靈樞·九針論》

第十章
情緒也能讓人生病
──七情致病

　　七情，即喜、怒、憂、思、悲、恐、驚，是人體正常的情志活動及情緒。中醫認為，情志與臟腑精氣密切相關，是人體生、心理活動對外在環境所做出的反應。

　　七情本是正常的情志活動，但太過或不及，以致人體無法調控時，不僅會影響到人的精神生活，還會傷及臟腑，影響氣機運行，產生相應的疾病，即七情內傷。比如，影視作品中經常會出現的情節，某人因為一些事情而盛怒，會突然暈厥，或者口眼喎斜而中風。這就是典型的怒氣太過導致疾病的例子。

怒氣太過：怒是肝的情志，過怒則傷肝，怒則氣上，肝氣逆而上行，就會出現厥逆，表現為暈厥、突然暈倒，不省人事，甚至腦中風。高血壓患者中肝陽上亢者，尤其要注意條暢情志，保持心態平和，因這類人本身肝氣上浮，如再加上發怒，肝氣上升得更加劇烈，血壓突然增高，極易發生腦血管意外。

膽氣不足　　　　　　**肝氣太過**

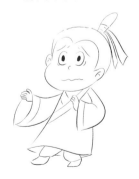　　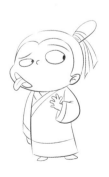

容易膽怯，　　　　　　容易盛怒，
常常表現出害怕、畏縮的樣子。　甚至突然暈厥、口眼喎斜。

除了情志失宜傷及臟腑外，臟腑精氣虛衰，正氣虛弱，對情志刺激應答減弱，同樣會引發疾病。比如有人在某段時間內，經常感到害怕，很容易被嚇到，這就是膽氣不足或心氣不足所致。

七情內傷是中醫常見的病因之一，其他還包括六淫（風、寒、暑、濕、燥、火）、癘氣、飲食失宜、勞逸失度、病理產物（痰飲、瘀血、結石）、其他如寄生蟲、外傷、藥物使用不當或藥毒等。

> 六淫，天之常氣，冒之則先自經絡流入，內合於臟腑，為外所因。七情，人之常性，動之則先自臟腑鬱發，外形於肢體，為內所因。其如飲食飢飽，叫呼傷氣，盡神度量，疲極筋力，陰陽違逆，乃至虎狼毒蟲，金瘡踒折，疰忤（音同住五）附著，畏壓縊溺，有背常理，為不內外因。
>
> ——《三因極一病症方論》

《三因極一病症方論》將病因分為內因、外因和不內外因三類，即三因學說。其中七情內傷屬於內因之列，六淫屬於外因，飲食勞倦、蟲獸金刃所傷等為不內外因。

解碼七情與臟腑的關係

情志活動與人體臟腑有著密切的關係，在《素問‧陰

癘氣：指具有強烈致病性和傳染性的外感病邪，由癘氣導致的疾病稱之為疫、疫癘、瘟疫，發病急驟、來勢兇猛、病情險惡、變化多端。而且非常容易傳染。

折：即骨折。

疰忤：猶中惡，俗稱中邪，因為冒犯了不正之氣所引起，表現為錯言妄語、牙緊口噤，或頭旋暈倒、昏迷不醒。

陽應象大論》裡有言：「人有五臟化五氣，以生喜怒悲憂恐。」中醫認為，情志活動以臟腑精氣為基礎，尤與氣機（氣的運行）的關係最為密切。

　　打個比喻，假如人體是一座房子，那麼精就是房子的外部結構。而先天之精就是鋼架結構，決定房子的形狀、穩固程度等；房子的裝修就是後天之精，決定房子內部的呈現。而氣就是房子外部結構所形成的空間，它雖看不見、摸不著，但也是支撐著房子的存在。

五氣：代表五臟化生的情志活動，心生喜，肝生怒，肺生悲，脾生憂，腎生恐。

人體精氣神與房子類比示意

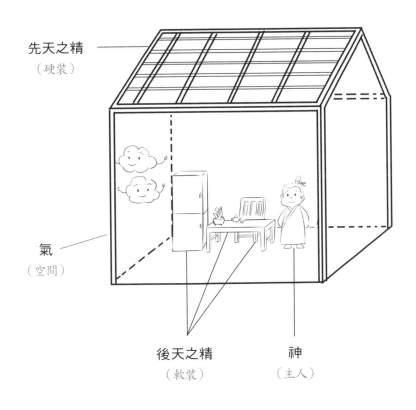

先天之精
（硬裝）

氣
（空間）

後天之精
（軟裝）

神
（主人）

　　如果房子夠好，當屋外狂風暴雨，室內不會有太大影響。也就是說，人體精氣基礎扎實，身體的防禦力會很強。但是倘若房子密封性不好，甚至地基不穩，風雨容易進到屋內，房子裡的人因此惶恐不安。換句話說，人體精氣基礎薄弱，免疫力低，在遭受外邪侵襲時，不僅產生身體上的變化，還會對情志活動產生影響。

　　臟腑精氣是情志活動的基礎，且情志活動是精氣對外部環境所做出的反應，人體身心互相影響。

　　情志與五臟存在特殊的對應關係，即五志：肝在志為怒，五行屬木；心在志為喜，五行屬火；脾在志為思，五行屬土；肺在志為憂，五行屬金；腎在志為恐，五行屬水。五行相生相克的規律，同樣適用於五志。

五志配五臟

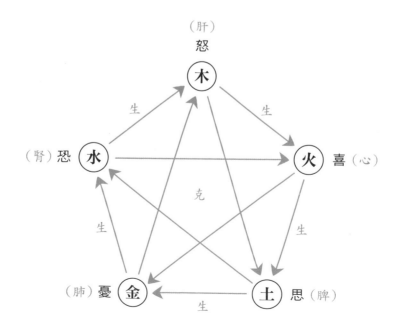

病由心生──看情志如何致病

七情致病會直接傷及對應的臟腑。突然、強烈、或持久的情志刺激，超過了人體的正常承受範圍，就會導致相應臟腑的病變。

比如大怒則傷肝，過度思慮則傷脾，過度悲憂則傷肺。如《紅樓夢》中的林黛玉因過度悲憂而傷肺，她性格悲觀、經常哭泣、悲憂不止，所以才有咯血及喘證。

許多學生在大考階段，脾胃功能會大大下降，表現為脾胃虛弱，常常飯後覺得困乏，其中一個原因就是考試壓力過大、思慮過度所致。

其次，情志失調最易影響氣機運行。《素問·舉痛論》中說：「怒則氣上，喜則氣緩，悲則氣消，恐則氣下，驚則氣亂，思則氣結。」

怒則氣上，過怒則肝氣易於上逆，甚至血隨氣逆，出現面紅目赤、頭目脹痛。比如吵架吵到面紅脖子粗，有時甚至會氣得吐血、暈厥。

> 林黛玉：典型悲傷肺的例子，她總是情志抑鬱，傷春悲秋，還吟誦《葬花吟》，林黛玉悲傷過度，最後患上了肺病，稍稍激動就咳嗽、咳痰，甚至咯血。

怒則氣上

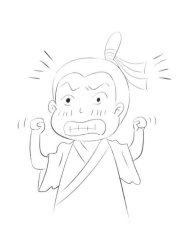

怒則氣上，發怒時肝氣上逆，人就會面紅目赤、頭脹痛、面紅脖子粗。

心氣暴脫：是指心陽衰極，陽氣暴脫，平常心陽不足的患者容易發生，大出血病人也容易發生。可見突然冷汗淋漓、四肢冰冷、面色蒼白、呼吸微弱、口唇青紫、神志模糊或昏迷，相當於現代醫學的急性心力衰竭，屬於臨床上的危急重症。

喜則氣緩，過喜則心氣渙散不收，神不守舍，出現神志失常、癲狂、神昏，甚至心氣暴脫，出現大汗淋漓、氣息微弱、脈微欲絕等症狀。

悲則氣消，過悲則肺氣耗傷。人在悲傷時，常會哭哭啼啼，導致肺氣大虛，同時損傷氣血，出現精神不振、氣短、乏力、胸悶等症狀。《紅樓夢》中黛玉葬花就是悲則氣消的絕好例證。

恐則氣下，過度恐懼則腎氣不固，最常見的就是大、小便失禁。如心理不夠強壯的人，遇到恐怖的事情，可能就會失禁。

驚則氣亂，突然受到驚嚇則氣機紊亂，出現心神不定、慌亂失措、神志錯亂等。如「嚇出一身冷汗」、「一驚之下手足無措」。另外，受驚之時，氣血紊亂，還會影響思維能力，反應遲鈍。

驚則氣亂　　　　　思則氣結

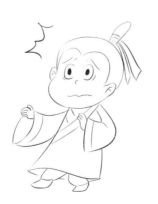
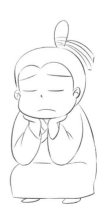

思則氣結，過度思慮則傷脾，導致脾氣鬱結出現食欲不振、腹脹、腹瀉、便祕等。比如失戀的人，由於傷心過度，思慮過多，最易出現的就是食欲不振。

情志疾病最易影響心、肝、脾三臟。因為在中醫裡，心藏神，主宰人的神志活動；肝主疏泄，條暢情志；脾主運化，主思。所以這三臟與情志關係最為密切，也最容易受到影響。

再者，情志失調易傷潛病之臟腑。潛病之臟腑即存在潛在疾病風險的臟腑，或者已罹患某種疾病的臟腑。比如，曾出現過心臟病的病人，受到強烈的刺激，首先會導致心臟病的復發。再如，素有頭痛者，遇情志刺激則首發頭痛之症。

最後，七情變化影響病情進展。由於情志活動與臟腑精氣互相影響，因此，情志對疾病的預後有極大的影響，根據臨床觀察，性情豁達、積極樂觀者，往往疾病恢復較快；而悲觀、情緒低落者，常誘發疾病，或使病情加重。

情緒治病法

情志相勝法。五行對應五臟五情，五行的相克規律同樣適用於五情，所以可以利用五行相克的關係，對情志疾病進行治療。正如《素問·陰陽應象大論》所說：「怒傷肝，悲勝怒（即金克木）；喜傷心，恐勝喜（即水克火）；思傷脾，怒勝思（即木克土）；憂傷肺，喜勝憂（即火克

憂傷肺，喜勝憂：喜是火，悲是金，火克金，所以遇到悲傷的事情，無法排解時，找件高興的事情想一想，一喜之下，悲傷也就減輕了。五情講究相對平衡，要避免一種情緒過度，否則情緒亢盛，得不到制約，就會損害相應的臟腑，產生疾病。

金）；恐傷腎，思勝恐（即土克水）。」

據《古今醫案按》記載，一對小夫妻剛剛結婚不久，丈夫就外出經商，一連兩年音訊全無。妻子因思念丈夫過度而得病，整天坐在床上，昏昏沉沉的，也不吃飯，就像癡呆一樣。家人請朱丹溪診病，丹溪摸脈後說：「這病是因思而起，可以怒治之。」於是讓病人的父親斥責她不知廉恥，還伸手打了她。病人是個性格剛烈之人，受責後大怒，爭辯說妻子想念丈夫沒什麼不對，說罷大哭。過了一會兒，丹溪讓人去安慰她，又給她服了一劑藥，結果病就好了。不久，丈夫回來，妻子的病就再也沒犯過。

朱丹溪：名震亨，字彥修，元代著名醫學家，金元四大家之一。善用滋陰藥物，倡導「陽常有餘，陰常不足」，為「滋陰派」的創始人。

怒勝思

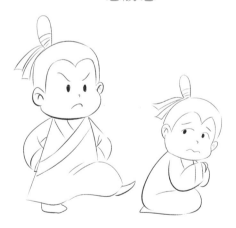

《黃帝內經》雖為醫書，其中卻包含了許多的人生哲學。比如陰陽之道，萬物皆可一分為二，曰一陰一陽，說明事物都具有兩面性。這告訴我們，日常生活中所遇之事，都可以從不同角度進行解讀。所以，當遇到不如意之

事時，應當以積極的態度，從中發現它好的一面，以此調整心態。

　　再如《黃帝內經》告知人們應當順應四時以養生。這不僅是身體層面應當做到春天晚睡早起，廣步於庭，<u>披髮緩形</u>；夏季更進一步晚睡早起，多事勞動；秋季早睡早起，與雞俱興；冬季早睡晚起，必待日光，去寒就溫。而且也是對心理層面的要求，即春夏應以仁善為主，避免殺伐之氣；秋冬應以靜氣為主，避免妄動傷陽。

披髮緩形：披髮，就是披散頭髮。表示最放鬆的樣子，也是告訴我們應該放鬆心情，不要約束生機。緩形，放鬆腰帶、穿寬鬆的衣服，也意味著放鬆心情，不要約束生發之機，適應春季的生發之氣。

順應四時以養生

春

披髮緩形

夏

多事勞動

冬

去寒就溫

秋

與雞俱興

第十一章
體內的病理產物
——痰飲和瘀血

　　痰飲就是人體水液，因代謝障礙形成的病理產物。瘀血則是人體血液運行障礙而形成的。兩者是疾病的病理產物，也是導致發生其他疾病、加重病情的新的病理因素，因此，又被稱為繼發性病因。

停止運動的水就是痰飲

　　痰和飲不同，較濃稠的是痰，較清稀的是飲。這裡說的痰跟日常人們講的不同，痰包括無形和有形。日常所講的痰屬於有形之痰，指的是可以看見的液體痰，如從肺咳出來的痰。除此之外，還指固體痰（<u>痰核</u>），類似於現在醫學的慢性淋巴結結核。

　　無形之痰則指看不見樣子，但可以通過一些症狀推定，如眩暈、心悸氣短、噁心嘔吐、癲狂等。

　　飲的質地較清稀，流動性較大，可停留在身體不同部位，形成不同的飲證，如（狹義的）痰飲，指停留在胃腸者；懸飲，指停留在胸脅兩側者；支飲，指停留在胸肺，不能平臥者；溢飲，指泛溢於肌膚，四肢水腫者。

痰核：泛指體表的局限性包塊。表現為皮內生核，多少不等，包塊不紅不熱、不痛不硬，推之可移，多發於頸項、下頷、四肢及背部等處。

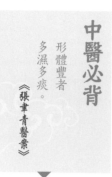

中醫必背

形體豐者
多濕多痰。

《張畫青醫案》

▼

肥胖之人多有無形之痰存在，這是因為脂肪具有「痰」穢濁、黏滯、稠厚的特性，是由體內水濕的穢濁部分凝集而成，所以中醫上有「肥人多痰濕」的說法，這類痰濕體質的人脾胃功能相對較弱，可選擇陳皮、黃耆、茯苓、白朮、山藥等具有健脾作用的養生中藥，並堅持適度運動，增強脾胃的運化功能。

《金匱要略》：中醫經典著作之一，為漢代張仲景所著，被古今醫家譽為方書之祖、醫方之經，治療雜病的典範。

痰和飲

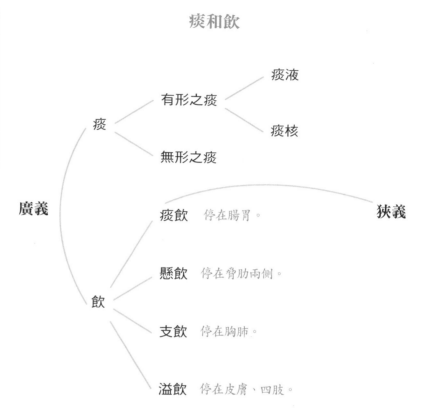

上面提到的四飲，說法出自《金匱要略·痰飲咳嗽病脈證並治第十二》。

「其人素盛今瘦，水走腸間，瀝瀝有聲，謂之痰飲。」大意為，患痰飲之證（狹義的痰飲）者，平時身體肥胖，但目前消瘦，水在腸間遊走，有瀝瀝之聲。大多因為飲食沒有節制，導致脾胃運化功能受損，水液代謝有了障礙。久而久之，由於脾胃水穀運化不足，無法將營養輸送到全身，因此消瘦。

這類的人通常在吃完飯後犯睏，舌苔白膩或黃膩，脈沉弦或滑數，可以喝苓桂朮甘湯，健脾利濕；若兼有短氣，則可選用腎氣丸，將水濕從小便排出。

「飲後水流在脅下，咳唾引痛，謂之懸飲。」大意是，飲邪停留在胸脅，症見脅下脹滿、咳嗽時兩脅牽引作痛，或兼見乾嘔、短氣、頭暈目眩，舌苔白滑，脈沉弦。可用十棗湯攻逐水飲。

「飲水流行，歸於四肢，當汗出而不汗出，身體疼重，謂之溢飲。」意思是溢飲是因為水飲過多超過脾胃運化功能，無法以汗液形式排出，停留於皮膚肌表和四肢，身體困重感到疼痛。溢飲之症應當發汗，從汗而解，以大青龍湯或小青龍湯主之。

「咳逆倚息，短氣不得臥，其形如腫，謂之支飲。」這句話表示，支飲表現為咳嗽氣喘、少氣，不能平臥，且身體水腫。支飲近似於西醫的滲出性心包炎。若兼見胸滿，可用厚朴大黃湯。

此外，還有留飲，即水飲停留，日久不化而成，其人多短氣、脈沉；伏飲為水飲潛伏於體內，復感邪氣可誘發類似於支氣管哮喘類的疾病。

痰飲致病的特點

阻滯氣機運行，會影響水液代謝。痰飲是停滯的水液，但可隨氣流行於全身，可能停滯於經脈，或停滯於肌膚，或停滯於臟腑。不論在哪裡阻滯，都會影響氣機運

胸脅：是指前胸和兩腋下肋骨部位的統稱。

瘰癧：中醫病名，為豆粒大小的圓滑腫塊，累累如串珠，不紅不痛，潰後膿水清稀，夾有敗絮狀物，常發生於頸部、耳前後。

百病多由痰作祟：指的是痰會隨著氣在體內臟腑經絡流竄，留滯在哪裡就會導致哪裡生病。

行，發為不同的疾病。痰飲阻滯經脈，氣血運行不暢，則會出現肢體麻木拘急、屈伸不利，或者表現為痰核瘰癧（音同裸力）等，相當於淋巴結結核。痰飲阻滯臟腑氣機，如阻於肺可表現為胸悶氣喘、咳嗽吐痰。

痰飲會致病，且種類廣泛、變化多端。痰飲還可兼夾風寒邪熱，甚至上擾心神。臨床上病症繁多，有「百病多由痰作祟」之說。如痰蒙心神，表現為神志錯亂、抑鬱、癡呆、舉止失常，甚至昏迷、不省人事、口吐白沫，並見喉有痰聲、胸悶、嘔吐、舌苔白膩、脈滑；若痰火交加，於是出現神志躁狂、神昏譫語、發熱、咳吐黃痰、胸悶、心煩、失眠等，舌質紅、苔黃、脈滑數；再如寒濕困脾，則食欲不振、脘腹脹滿、肢體困重、腹痛泄瀉、肢體腫脹、舌苔白膩、脈濡緩或沉細。

有瘀血就有疼痛

瘀血與血瘀概念不同。瘀血指的是病理產物，血瘀是一種狀態，表示血液流通不暢。所以凡是能導致血液運行不暢的因素，都能導致血瘀，包括氣滯血瘀、外傷血瘀、氣虛血瘀、血寒致瘀和血熱致瘀。

而瘀血則是因為以下幾種狀況：氣機運行不暢，無法推動血液運行；外傷致出血，血液凝固，血液無法完全排出體外；氣虛無力推動血液運行，血液停滯；血得熱則行，得寒則凝，外感寒邪或陰寒內盛，可導致血液凝滯而

瘀血產生的原因

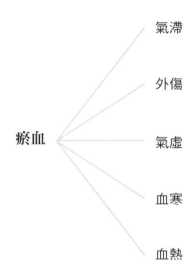

瘀血 ── 氣滯

外傷

氣虛

血寒

血熱

為瘀血；外感火熱或陽熱內盛，<u>血熱互結</u>，煎灼血中津液而致黏稠，因而運行不暢而為瘀血；或血熱迫血妄行，流行於血管外，積聚在體內，形成瘀血。

　　瘀血也會致病，一般瘀血致病表現為刺痛，且疼痛位置是固定的，<u>拒按</u>（指按壓疼痛部位會增痛）。常見到皮下腫塊或局部青紫，且一般臉色、唇色、手指甲都發紫、發暗，舌下靜脈粗大，皮膚乾燥起皮屑，肌膚如鱗甲一般，腳後跟開裂。

瘀血致病的特點

　　瘀血在體內形成後，不僅失去正常血液的濡養作用，而且反過來還會影響全身血液的運行，導致疾病。

血熱互結：人體感受邪熱或內生火熱之後，血液受到火熱煎熬，變得黏稠，兩者互相裹結，於是導致瘀血，不易去除。此外火熱還會催動血液，加快運行，以至於溢出脈外，變成瘀血。女子平時月經量少、臉色紫暗、舌頭發暗，如果這類的人喜歡吃麻辣、辛辣等味重的食物，內火過重，則容易導致血熱互結，形成瘀血，發為閉經。

拒按：指疼痛處越按越痛，患者拒絕按壓，一般是實證的表現；虛證病人是按壓痛處後疼痛減輕，稱為喜按。

如何判斷瘀血的存在

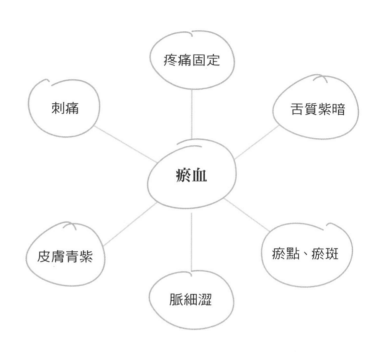

瘀血不去，新血不生：瘀滯陳舊的血液不去除，那麼新鮮流動的血液就難以生成，即使生成也會變為瘀血。缺少新鮮的血液，就會血虛。在西醫中檢查血像都是正常的，沒有貧血的指標，但是中醫上講血管裡都是瘀滯的血液，提供不了營養給臟腑肌肉，日漸消瘦，最後枯竭而亡。

血能載氣運行，所以一旦血瘀，就會導致氣機鬱滯，而氣機鬱滯又會導致血液運行推動產生障礙，加重瘀血，形成惡性循環。而瘀血停留，氣血運行障礙，機體得不到濡養滋潤，影響新血的形成。所以有「瘀血不去，新血不生」之說。瘀血日久，因失於濡養，則會出現肌膚甲錯、毛髮不榮等症狀。

瘀血致病廣泛，病症繁多。瘀血可阻滯於身體各個部位，形成不同的疾病。瘀血痹阻心脈，則可出現心悸、胸悶、心痛、刺痛，痛引肩背（近似於心絞痛或心肌梗塞），舌質晦暗或有紫斑，脈細澀或結代。瘀阻於腦，則

腦脈不通，出現突然昏倒、不省人事、癡呆、語言不流利等症狀。瘀阻於肝，則肝氣鬱滯，經脈不通，可見胸脅疼痛、有腫塊。

瘀阻胞宮，則經脈運行不暢而出現痛經，痛處固定、拒按，或者閉經，經色紫暗有塊，排出則痛減。瘀血阻於肌膚則可見皮膚青紫，或有腫塊。

瘀阻胞宮：瘀阻胞宮最明顯的症狀是月經前或月經期間小腹刺痛，痛處固定，血色紫暗，夾有大小血塊，血塊排出疼痛減輕。調理血瘀體質首選的中藥是丹參，和山楂同用有很好的活血化瘀效果。

淤血影響血脈運行示意圖

血脈

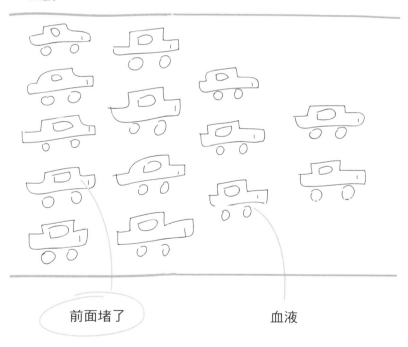

前面堵了　　　　血液

第十二章
舌象、脈象中的玄機

中醫看病有四種方式——望、聞、問、切，其中舌診是望診中最具特色、也是中醫最常用到的方法。

舌上的祕密——看舌診病

舌診主要是對舌質和舌苔進行診察，我們可以對著鏡子看自己的舌頭，舌頭表面有一層薄薄的、白色的苔狀物是舌苔。舌苔下隱隱見到的淡紅色的舌體，就是舌質。

舌體不同部分與臟腑的對應關係

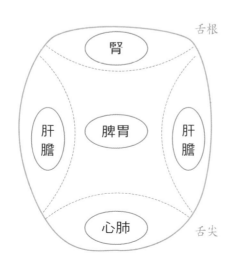

舌根

腎

肝膽　　脾胃　　肝膽

心肺

舌尖

中醫必背

望而知之謂之神，聞而知之謂之聖，問而知之謂之工，切而知之謂之巧。

《難經‧六十一難》

▼

中醫醫生診病有四種境界。雖然上述的說法有些誇張，但可以看出望診的重要性，許多醫術高明的醫生，透過細緻的觀察病人的形態、神色、面色等，病人不開口，就能知道所患何病，有多嚴重。

舌質

舌質要從形態和顏色兩方面觀察。形態主要有老嫩、乾潤、榮枯、軟硬、齒痕、舒縮、脹瘦、戰痿、凸凹。

老嫩：實證的疾病，舌質顯示出蒼老之象；虛證的疾病，舌質顯示出嬌嫩之象。舌質老嫩，是判斷疾病虛實的重要標準。

乾潤：津液充足，舌質看起來潤滑；津液虧乏，則舌質顯得乾燥。舌質的乾和潤，能判斷人體陰液是否充足。

榮枯：舌質看起來紅潤有光澤、有生氣、有光彩，說明病輕，疾病能朝好的方向發展；舌質看起來乾枯死板、晦暗失去光澤、光彩，代表病重，疾病會越嚴重。舌質的榮枯也叫「舌神」，是舌診的第一印象。

軟硬：舌質軟，表示人體的陽氣、陰液都很充盛；舌質硬，則是脈絡得不到滋養。

齒痕：是指舌邊有無齒痕，舌體不胖而有齒痕的，多為脾虛或氣虛。舌體胖而有齒痕的，多為脾虛濕盛所致。

舒縮：舒就是伸展。雖然舌能伸出，但若無力，多為氣虛；舌伸出來，像被繩線吊著，一般是因為燥或寒引起經脈不和；伸不出來的，表示風邪，或痰邪，或是心脾燥熱。縮表示卷而短。舌縮而舌邊卷，多為胃液燥極；舌卷而縮短，是肝氣將絕的表現。

脹瘦：舌質腫脹，可能是水濕浸淫、痰飲上溢，或是濕熱上壅。舌質瘦薄而小的，代表心血虛、陰枯，或是內

老嫩：老舌舌質紋理粗糙，缺乏潤澤，形狀堅實蒼老，一般主實證。嫩舌紋理細膩，水分較多，形狀浮胖嬌嫩，一般主虛證。

齒痕：就是舌兩側出現的牙印，常常與胖大舌一起出現，多表示脾氣虛，濕盛。脾虛濕盛的人常常體型肥胖，不愛運動，其實越不愛動，越是脾虛、肌肉鬆弛。

腫脹：指舌體腫大，脹塞滿口，甚至不能縮回閉口，多是因為熱毒、酒毒上壅所致。另外有一種胖大舌，舌體較正常大，伸舌滿口，常伴有齒痕舌，為脾虛濕盛所致，與此不同，可供鑑別。

熱消灼肌肉。

戰痿：戰表示顫動不安，蠕蠕微動，有可能是虛火或實火。痿是指軟而不能動，突然的痿，多為熱灼；長期的痿，說明陰液虧虛。

凸凹：所謂氣盛則凸，氣陷則凹。凸者，起瘰也，多為腸胃熱毒內伏；凹者，缺陷也，多為臟腑萎頓無力。

舌色（舌質顏色）

舌質的本色是紅色。舌呈淡紅色，多為正常成血虛；淡紅帶青色，是血分虛寒。紅色較深的（呈絳色），多為血熱；舌尖絳色，心火上炎；舌根絳色，血熱內燥；全舌色絳伴深紫且乾晦，是肝腎虧竭；舌紫而潤晦，一般是脾胃有瘀滯。

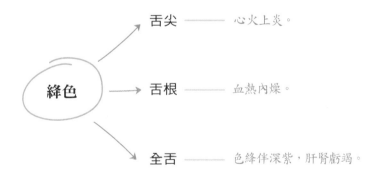

絳色
- 舌尖 —— 心火上炎。
- 舌根 —— 血熱內燥。
- 全舌 —— 色絳伴深紫，肝腎虧竭。

舌苔

舌苔我們應該從哪些方面來看呢？主要有舌苔的有無、厚薄、鬆膩、偏全、糙黏、紋點、瓣暈等。

有無：舌上無苔，多是脾胃虛；患病有舌苔，大多體內有滯。
厚薄：苔薄的，一般是初見表邪；苔厚的，是病邪深入、滯留

在體內。舌苔由薄轉厚，表示病邪從表轉裡，病情由輕轉重。舌苔由厚變薄，多為正氣恢復，病情逐漸好轉。

鬆膩：用手或者壓舌板等擦拭舌苔，能夠擦掉的，就是舌苔比較鬆，說明正氣充足；擦不掉刮不下來，膩苔顆粒比較緻密，好像罩著一層油膩狀黏液，這種情況多是穢濁之邪（痰飲、濕濁）盤踞體內造成的。

偏全：苔滿布全舌，多是濕、痰、食滯。如果苔偏布於某一局部，一般可認為是胃氣不足，且有積滯。

糙黏：穢濁是糙，胃液已傷，不能滋潤舌；痰涎是黏，邪氣結在體內，清氣被抑制。

紋點：苔上有斷裂的紋跡，為裂紋舌，表示陰液虧竭、脾胃大傷。苔上猶如碎米點的，可能是體內有寄生蟲或者熱毒內伏。

瓣暈：苔有瓣暈，是因為臟腑實火薰蒸。

苔色（舌苔顏色）

苔色白而薄的，是寒邪在表，或者氣鬱不舒；苔色白而厚的，一般是脾胃有寒，或者痰濕不化。

苔色黃薄而滑，是表邪未解，邪熱還沒傷津；苔黃質厚而穢濁的，是病邪已經入裡，而且黃濁的程度越深，邪熱內結的程度就越嚴重。

苔色淡白，多寒多濕。如果滿布細紋理的，提示脾虛而濕盛。

裂紋舌：要注意的是，部分正常人也會出現裂紋舌，所以我們不能一看到裂紋舌就認為是有病，要結合病人病情整體考慮。

瓣暈：指舌苔厚而形如花瓣狀，色多為灰黑，一般而言，一、二瓣尚輕，三、四瓣已重，六、七瓣極重而難治，多見於濕溫病、瘟疫。

把脈真的有那麼玄嗎？

　　脈象是用手指感覺脈搏跳動，或稱為脈動應指。人體的血脈貫通全身，內連臟腑，外達肌表，運行氣血，周流不休。所以，脈象能夠反映全身臟腑功能、氣血、陰陽的綜合資訊。

　　脈象的產生，與心臟的搏動、心氣的盛衰、脈管的通利和氣血的盈虧及各臟腑的協調作用直接有關。

脈診的方法

　　脈診的方法有很多種，最常用的是「寸口脈法」。這種方法是單獨按橈骨莖突內側一段橈動脈的搏動，根據脈

寸口脈法

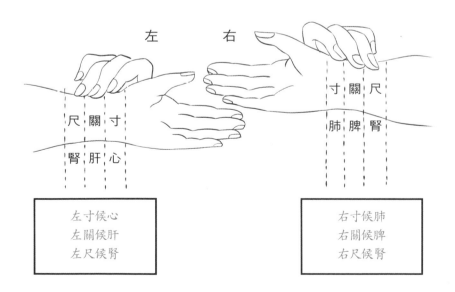

左

右

尺　關　寸

腎　肝　心

寸　關　尺

肺　脾　腎

左寸候心
左關候肝
左尺候腎

右寸候肺
右關候脾
右尺候腎

氣血的盈虧：氣血是構成人體組織和維持生命活動的基本物質，脈管必須依賴氣血的充盈才能充實有力。如果氣血不足，那麼脈象細弱或虛軟無力；氣滯血瘀，那麼脈象細澀不利；氣盛血流薄疾，那麼脈象就多洪大滑數。

寸口脈法：寸口分為寸、關、尺三部，兩手各有寸關尺，和人體的五臟對應，左手寸關尺對應心肝腎，右手寸關尺對應肺脾腎。

動，以推測人體生理、病理狀況的診察方法。寸口脈分為寸、關、尺三部，每一部又根據脈診深度分為浮、中、沉，合為九候。

浮、中、沉：用指目按壓在脈的位置上，用輕、中、重三種力度感受脈象的深度。

脈診時間

脈診的時間以清晨起床、未進食為最佳。診脈時病人的姿勢是正坐或仰臥，前臂自然向前平伸，與心臟置於同一水準，手腕伸直，手掌向上，手指微微彎曲，在腕關節下面墊一個鬆軟的脈枕，使得寸口脈充分暴露。

診脈的正確手法

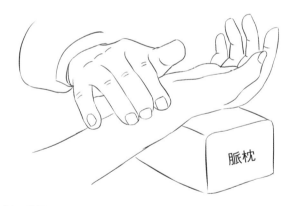

脈枕

脈診的手指

醫生在診脈時，應用食指、中指、無名指三個手指的指目，手指的指端平齊，手指略呈彎弓形傾斜，與被診者皮膚成 45 度。醫生的手指先以中指按在掌後高骨內側動脈處，稱為「中指定關」，然後用食指按在關前定寸，無名指按在關後定尺。

指目：指尖隆起處。因指尖感覺敏銳，故用此處確定脈象。

正常人每分鐘呼吸 16～18 次，每次呼吸伴隨著脈動 4～5 次，脈搏次數每分鐘 64～90 次。醫生對病人診脈的時間一般不少於 50 次跳動，每次診脈每手應不少於 1 分鐘，兩手以 3 分鐘為宜。

脈象的辨識

脈象的辨識主要從脈位、脈次、脈形、脈勢等來判斷，脈位是指脈搏跳動的部位和長度；脈次是指脈搏跳動的至數（脈搏在一呼一吸間跳動的次數）與節律；脈形是指脈搏跳動的寬度等形態；脈勢是指脈搏應指的強弱、流暢程度等。

正常的脈象

正常的脈象特徵是，寸關尺三部均有脈，不浮不沉，不快不慢，脈象不大不小，從容和緩，節律一致，尺部沉取有一定的力量。也有一種說法是「有胃、有神、有根」。

有胃：指脈象能體現出胃氣，一開始摸脈體是柔軟的，指下的搏動順滑。其次是感覺脈象不快不慢、從容和緩，不浮於表面，也不是沉取才能感受脈象。這說明脾胃運化功能正常，身體營養狀況良好。

有神：指脈象有神氣，柔和有力，摸上去柔軟不堅硬，搏動有力，感覺剛柔並濟；而且脈律整齊，搏動規律，不會忽快忽慢。提示精氣充盈。

脈位：是脈診的第一印象，當三指放在脈搏上時首先感受到的是脈搏跳動位置的深淺。
其次能感受到脈搏跳動快慢，這是脈搏給我們的第二個信息，就是脈次。
我們要留意脈搏是否規律，這是第三個信息。
脈管的質感，是柔軟還是堅硬，脈的長度是短於三指還是長於三指，這是脈形。

有根：指脈象有根基，表現為尺脈沉取也能摸到，而且搏動有力，提示腎氣不絕。

疾病反映在脈象上發生的變化，稱為病脈，病脈數目眾多，紛繁複雜，而且常常夾雜出現，一般人很難分辨，初學者不必強求完全掌握，以下提供病脈表，可供參考（表格中的表證、裡證、熱證，詳細介紹見十三章）。

常見病脈歸類簡表

脈綱	共同特點	相類脈		
		脈名	脈象	主病
浮脈類	輕取即得	浮	舉之有餘，按之不足	表證，亦見於虛陽浮越證（即陽虛，容易感受寒邪）
		洪	脈體闊大，充實有力，來盛去衰	熱盛
		濡	浮細無力	虛證、濕困
		散	浮取散漫而無根，伴至數或脈力不勻	元氣離散，臟氣將絕
		芤 （音同摳）	浮大中空，如按蔥管	失血、傷陰
		革	浮而搏指，中空邊堅，如按鼓皮	亡血、失精、半產、崩漏
沉脈類	重按始得	沉	輕取不應，重按始得	裡證
		伏	重按推至筋骨始得	邪閉、厥病、痛極
		弱	沉細無力	陽氣虛衰、氣血俱虛
		牢	沉按實大弦長	陰寒內積、疝氣、癥積

遲脈類	一息不足四至	遲	一息不足四至	寒證，亦見於邪熱結聚
		緩	一息四至，脈來怠緩	濕病，脾虛，亦見於平人（沒有生病的人）
		澀	往來艱澀，遲滯不暢	精傷、血少、氣滯、血瘀，痰食內停
		結	遲而時一止，止無定數	陰盛氣結、寒痰瘀血，氣血虛衰
數脈類	一息五至以上	數	一息五至以上，不足七至（至，表示脈搏跳動次數）	熱證，亦主裡虛證
		疾	脈來急疾，一息七八至	熱證，亦主裡虛證
		促	數而時一止，止無定數	陽熱亢盛、瘀食停積、臟氣衰敗
		動	脈短如豆，滑數有力	疼痛，驚恐
虛脈類	應指無力	虛	舉按無力，應指鬆軟	氣血兩虛
		細	脈細如線，應指明顯	氣血俱虛、濕證
		微	極細極軟，似有似無	氣血大虛、陽氣暴脫
		代	遲而中止，止有定數	臟氣衰微，疼痛，驚恐，跌仆損傷
		短	首尾俱短，不及本部	有力主氣鬱，無力主氣損
實脈類	應指有力	實	舉按充實而有力	實證，平人
		滑	往來流利，應指圓滑	痰濕、食積、實熱；青壯年、孕婦
		弦	端直以長，如按琴弦	肝膽病、疼痛、痰飲；老年健康者
		緊	繃急彈指，狀如轉索	實寒證、疼痛、宿食
		長	首尾端直，超過本位	陽氣有餘，陽證、熱證、實證；平人
		大	脈體寬大，無洶湧之勢	健康人；病進

第十三章
中醫診斷的綱領——八綱辨證

　　辨證論治是中醫學的特色與精華，也是中醫應當遵循的原則。辨證的方法有八綱辨證、臟腑辨證、六經辨證、衛氣營血辨證、三焦辨證、氣血津液辨證等。其中，八綱辨證是最為基礎的。

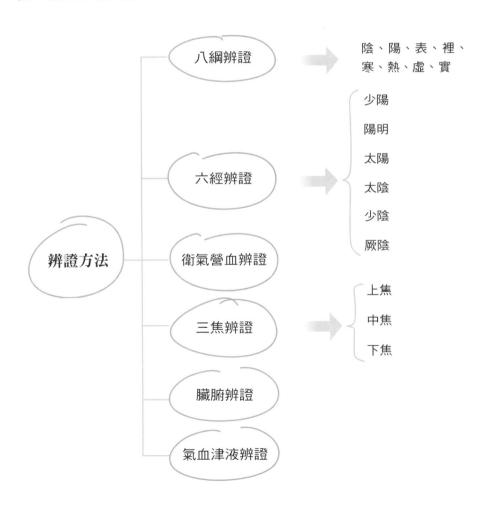

八綱，指陰陽、表裡、寒熱、虛實八個綱領。根據病情資料，運用八綱進行分析綜合，辨別病變部位的淺深、病情性質的寒熱、邪正鬥爭的盛衰和病症類別的陰陽，以此作為辨證綱領的方法稱為八綱辨證。

八綱能把錯綜複雜的臨床表現，分別概括為表證、裡證、寒證、熱證、虛證、實證，再進一步歸納為陰證、陽證大類。因此，八綱辨證是中醫辨證的綱領，在診斷過程中能起到執簡馭繁、提綱挈領的作用。

八綱辨證

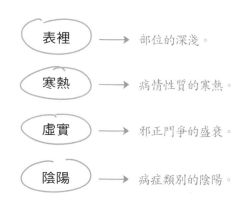

表裡 —— 部位的深淺。

寒熱 —— 病情性質的寒熱。

虛實 —— 邪正鬥爭的盛衰。

陰陽 —— 病症類別的陰陽。

表裡辨證

表裡是辨別病變部位的綱領。一般把病位淺的，稱為表證；病位深的，稱為裡證。如病發在體表經絡屬表；在內裡臟腑屬裡；病發在身體的皮毛、肌膚等體表部位，屬表；病發在血脈、骨髓、臟腑等內在位置，屬裡；病發在三陽經屬表；在三陰經屬裡。

表裡：包含了兩層含義，一是指發病部位的深淺，在表為淺，在裡為深；二是指受邪的輕重，在表為輕，在裡為重。所以確定表裡，可以辨別病位的深淺，病情的輕重。

三陽經：為太陽經、陽明經、少陽經，在四肢、軀幹的外側面，屬陽。

三陰經：為太陰經、厥陰經、少陰經，在四肢、軀幹的內側面，屬陰。

　　但是表裡症候的辨別，主要是以臨床表現為依據，而不能把表裡看作固定的解剖部位，機械般的理解。表裡辨證是對外感病發展階段性的基本認識，它可說明病情的輕重淺深及病機變化的趨勢，從而可以把握診療的主動性。

表證

　　表證指六淫、疫癘等病邪，經過皮毛或口鼻侵入機體，引起以惡寒為主要表現的初期症候。外邪侵襲肌表，正邪劇烈抗爭，因此出現發熱以及怕冷的表現。外邪束縛了肌表經絡，不通則痛，所以發為頭身疼痛。肺主皮毛，在外邪的侵犯下，肺氣失去宣發功能，出現咳嗽氣喘。由於病邪與正氣抗爭在表，所以脈象比較浮，舌象還沒有明顯變化。

疫癘：指具有傳染或流行特徵，而且傷亡較嚴重的疾病。

表證的發病機理與症狀

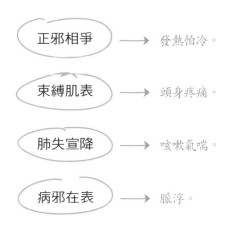

正邪相爭　──→　發熱怕冷。

束縛肌表　──→　頭身疼痛。

肺失宣降　──→　咳嗽氣喘。

病邪在表　──→　脈浮。

表證是外感病的發作初期，正氣抵抗外邪於外的表現，具有起病急、病位表淺、病程短的特點，但不能簡單的將表證理解為皮膚的表淺病變，也不能機械的以為皮毛的病變就是表證。

裡證

裡證是指病變部位在較深的體內，臟腑、氣血、骨髓出現病態所反映出的症候。裡證表現多種多樣，總的來說，和表證相對應，凡非表證（以及半表半裡證）的特定症候，我們一般都將其歸於裡證範疇。它的特徵是症候不會同時發生惡寒與發熱，而是以臟腑症狀為主要表現。

裡證的出現，主要有三個原因：一是外邪侵襲肌表之後，表證沒能得到及時治療，外邪進一步向裡傳變，形成裡證。二是外邪直接入裡，繞過體表直接侵犯到臟腑等部位，中醫稱之為「直中」。最後一個原因是，飲食失調、勞倦、情志內傷，都可以直接損傷臟腑氣血，也是裡證。

直中：意思是傷寒病邪不經三陽經的傳變過程，直接侵犯三陰經，初起即為三陰病，病情一般較重。

裡證在病位上雖然統稱為「裡」，但是也有深淺差別，一般來說，病變在臟、在下、在血分的，較深，病情較重；而病變在腑、在上、在氣分的，較淺，病情較輕。

半表半裡證

既不是完全在表，又不是完全入裡，病位處於表裡進退之間，出現寒熱往來為主要表現。

表證與裡證的區別

脈綱	表證	裡證
惡寒發熱	惡寒重，發熱輕	發熱重，惡寒輕或不惡寒
病程	短	長
有無汗出	無汗或惡風有汗	出汗
舌象	舌苔薄白或薄黃	舌苔黃、厚
脈象	脈浮數或浮緩	脈實或遲緊

虛實辨證

　　虛實是辨別邪正盛衰的原則，在病變過程中，它們反映出正氣的強弱和致病邪氣的盛衰，是判斷正邪力量之間對比的關鍵。實主要是指邪氣亢盛，虛主要是指正氣不足。因為邪正的鬥爭是疾病過程中的主要矛盾，所以是辨證的基礎。

虛證

　　虛是人體最基本的病理性質之一，它代表著人體陰陽、氣血、津液、精髓等正氣虧虛，而邪氣不著，表現為不足、衰退等症候。舉例來說，房屋破爛（正氣虛弱），就算此時遭到一點點邪氣侵襲，也可能會崩塌（產生疾病）。

疾病的消耗：主
要是指久病未能
治癒，不斷消耗
人體氣血，或吐、
瀉、出血、失精太
過，耗傷陰液，陰
損及陽，進而導
致陽氣虧損。

形成虛證的原因，可能是先天的稟賦不足，或是後天失調以及疾病的消耗。

虛證的發病機理

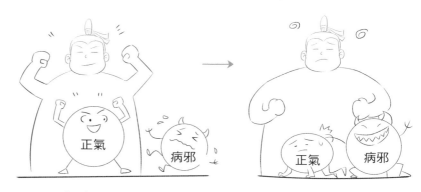

正氣充足，邪不可干　　　　　　正氣不充，正虛邪勝

實證

實證是指人感受外邪之後，邪氣亢盛，或者是體內的病理產物積累過多，導致正氣不衰，但病邪亢盛。

由於感受的邪氣的性質差異，導致病程中的病理因素不同，而且病邪侵犯的部位有差別，因此症候表現也是各不相同的，很難找到幾個典型的症狀作為代表症候。

體質比較壯實：
一般體質比較壯
實的人，正氣不
弱，外邪入侵時，
會與正氣產生激
烈的抗爭，所以
疾病的反應很強
烈，如高熱、神
昏、口渴、舌苔黃
厚等。

臨床上一般新發的疾病、暴發的疾病、急驟的疾病多是實證，體質比較壯實的人發病也容易為實證。

實證的表現很複雜，發病的原因也是多種多樣。但綜合來看，實證是病邪侵犯人體，正氣奮起抗邪，故病勢較

為亢奮、急迫，以寒熱顯著、疼痛劇烈、二便不通、脈實等症狀為突出表現。

寒熱辨證

陰盛或陽虛的表現為寒證，陽盛或陰虛的表現為熱證。寒熱能夠突出的反映疾病中機體的陰陽盛衰、病邪的屬性。陰陽是決定疾病性質的根本，所以，寒熱是辨別疾病性質的綱領。

寒證

寒證即是人感受到陰寒之邪，或體內呈現陽虛陰盛，具有冷或涼的病症。雖然各類寒證表現不盡一致，不過我們還是可以整理出常見的症狀：惡寒、喜暖，面色白、肢體因為怕冷而蜷臥、口淡不渴、或喜熱飲、痰、涎、涕清稀、小便清長、大便稀溏、舌淡苔白潤滑、脈遲或緊等。

出現這些症狀，是因為陽氣不足或寒邪所傷，不能發揮溫煦形體的作用，故見形寒肢冷，喜暖蜷臥，面色白。

陰寒內盛，津液不傷，故口淡不渴。

陰盛陽虛，欲得熱助，故見渴喜熱飲。

寒邪傷陽，或陽虛不能溫化水液，以致痰、涎、涕、尿等分泌物、排泄物皆為澄澈清冷。

寒邪傷脾，或脾陽久虛，則運化失司而見大便清稀。

中醫必背

陽勝則熱，陰勝則寒。
《素問・陰陽應像大論》

▼

其中陽勝和陰勝都包含虛實兩種情況。陽勝一是陰虛而陽偏盛，此為虛熱；二是陽氣旺盛，陰氣不虛，此為實熱。陰勝一是陽虛而陰偏盛，此為虛寒；二是陰氣偏盛，陽氣不虛，此為實寒。

溫煦：是氣的作用之一，氣能溫暖人體四肢臟腑，能夠抵禦外邪，有防禦的功效，比如衛氣，它能夠保護人體的肌表，控制毛孔開合抵禦外邪，起到屏障的作用。

寒濕內盛，陽虛不化，則舌淡苔白而潤滑。

陽氣虛弱，鼓動血脈運行之力不足，故脈遲。寒主收引，受寒則脈道收縮而拘急，故見緊脈。

由於形成寒證的原因有分寒邪和陽虛，故寒證有實寒證和虛寒證之分，其具體內容見於虛實辨證。

熱證

熱證是受火熱之邪、陰虛陽亢，或某臟腑陽氣亢盛，人體的功能活動亢進所表現的症候。各類熱證的症候表現不盡一致，但常見的有：惡熱，喜冷，面紅目赤，煩躁不寧，口渴喜冷飲，痰、涕黃稠，吐血、衄（發音是ㄋㄩˋ，意思是某些部位非外傷所致的外部出血）血，小便短赤，大便乾結，舌紅苔黃而乾燥，脈數（為一種脈象，脈搏跳快）等。為什麼會出現這些症狀呢？

機體陽熱偏盛，所以惡熱喜冷。

火性上炎，則出現面紅目赤。

邪熱容易擾亂心神，所以煩躁不寧。

邪熱太過損傷津液，那麼就會口渴並且喜冷飲。而津液被火熱煎熬濃度變高，所以痰、涕等分泌物色黃而稠。

火熱之邪灼傷血絡，逼迫著血液溢出脈外，所以吐血、衄血。

火熱傷陰，津液被耗，因此小便短赤；腸熱津虧，傳導失司，大便燥結。舌紅苔黃為熱象，舌乾少津為傷陰。

傳導失司：指大腸的傳導功能出現異常，不能及時的將大便傳導到肛門，排出體外，則為便秘。或者傳導功能亢進，發為泄瀉。

寒證與熱證的區別

	寒證	熱證
寒熱喜好	惡寒、喜溫	惡熱、喜涼
口渴	不渴	渴，喜冷飲
面色	白	紅
四肢	冷	熱
大便	稀溏	祕結
小便	清長	短赤
舌象	舌淡苔白	舌紅苔黃
脈象	遲或緊	數

陰陽辨證

　　陰陽是八綱中的總綱，也是辨別疾病屬性的原則。由於陰跟陽分別代表事物對立，它無所不指，也無所定指。臨床的症候，一般都可歸屬於陰或陽的範疇，是辨證的基本大法。

陰證

　　凡見抑制、沉靜、衰退、晦暗等表現的裡證、寒證、虛證，以及症狀表現於內的、向下的、不易發現的，或病邪性質為陰邪致病、病情變化較慢等，均屬陰證範疇。

　　不同的疾病，表現出的陰證症狀不盡相同，各有側重。其特徵性表現主要有：面色蒼白或暗淡、精神萎靡、身重蜷臥、畏寒肢涼、倦

怠無力、語聲低怯、納差、口淡不渴、小便清長或短少、大便溏瀉氣腥、舌淡胖嫩、脈沉遲且細弱。

陽證

凡見興奮、躁動、亢進、明亮等表現的表證、熱證、實證，以及症狀表現於外的、向上的、容易發現的，或病邪性質為陽邪致病、病情變化較快等，均屬陽證範疇。

不同的疾病，表現出的陽證症候不盡相同，各有側重。其特徵性表現主要有：面色赤，惡寒發熱，肌膚灼熱，煩躁不安，語聲高亢，呼吸氣粗，喘促痰鳴，口乾渴飲，小便短赤澀痛，大便祕結奇臭，舌紅絳，苔黃黑生芒刺，脈浮數、洪大、滑實。

納差：納，是食納的意思，主要是指食欲差，不想吃，或者吃下去不容易消化。是脾胃病的常見表現。

芒刺：當舌體上的紅色顆粒突起像刺，摸起來感覺刺手，主邪熱太盛。舌邊芒刺為肝膽熱盛，舌中有芒刺主胃腸熱盛。

第三部

尋找治病的良方

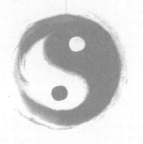

第十四章
中藥是怎麼治病的？

藥物為什麼能治癒疾病、使人恢復健康呢？因為藥物自身有若干的特性和作用，前人稱之為「偏性」。中醫用藥物的偏性，來糾正疾病表現出來的陰陽偏盛偏衰。中藥裡把藥物和療效相關的性質和性能稱為「藥性」，對中藥性質近行高度概括。其原理包括四氣五味、歸經、升降浮沉、有毒無毒、配伍、禁忌等。

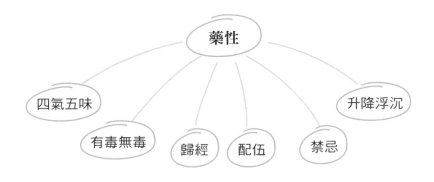

中藥有四氣五味

中國現存最早的中藥學著作《神農本草經》裡，對中藥的四氣五味有最早的概括：「藥有酸鹹甘苦辛五味，又有寒熱溫涼四氣。」每味中藥因為四氣五味的不同，治療作用也不同。因為四氣五味的總結，使我們對紛繁複雜的中

偏性：是指藥物存在的明顯的特性，如石膏具有很強的寒性、巴豆性大熱，所以可以用來糾正人體的偏性，但是不可長期食用。而我們日常生活中的食物一般都是平性或者偏性不明顯的，如粳米、小麥、蔬菜等，可長期食用。

《神農本草經》：是中國現存最早的中藥學專著，秦漢時期假託神農氏所著，事實上作者不詳。書內記載的藥物共365種，分上、中、下三品，堪稱中藥理論的基礎。

藥有了共性和個性的認識，對臨床的使用也有很大的實際
意義。

四氣五味的分類

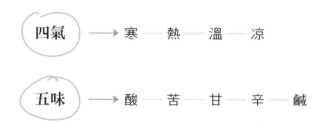

四氣的「寒熱溫涼」包含了陰陽的理論。寒涼屬陰，
溫熱屬陽。寒涼和溫熱是兩種對立的屬性，而寒和涼、溫
和熱，只是程度上的不同。涼次於寒、溫次於熱。

中藥的四氣如何確定？古人首先是口嘗，比方說我們
吃薄荷，口腔裡會感到清涼，薄荷的氣就是寒涼；我們吃
生薑、花椒，口腔裡會感到溫熱，所以生薑、花椒氣就是
溫熱。

除了口嘗的感覺外，我們身體對中藥的反應，也能反
映中藥的四氣。比如夏天吃西瓜，感到身體涼爽舒適，那
麼西瓜的氣就是寒涼；冬天吃羊肉，身體感覺暖和，那麼
羊肉的氣就是溫熱。

另外，在治療疾病時發現中藥的四氣。比如病人表
現為高熱煩渴、面紅目赤、咽喉腫痛、脈洪數，屬於陽熱
證，用石膏、知母、梔子等藥物治療後，上述狀況可以得
到緩解，這三味藥就算寒涼藥；當病人表現為四肢厥冷、

附子、肉桂：二
者皆為辛溫大熱
之品，均能用於
人體寒證，特別
是命門火衰，即
腎陽虛衰，表現
為腰膝冷痛、遺
精滑精、遺尿尿
頻、陽痿宮冷等
症，兩者常成對
出現，配合入藥。

對症下藥

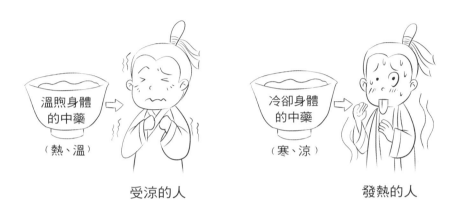

溫煦身體
的中藥

（熱、溫）

冷卻身體
的中藥

（寒、涼）

受涼的人　　　　　　　　　　發熱的人

面色白、脘腹冷痛、脈微欲絕，用乾薑、附子、肉桂可以緩解上述狀況，那麼這三味藥的藥性就是溫熱的。

　　從四氣的本質而言，其實只有寒熱兩性的區分，在一些本草文獻中，還有大寒、大熱、微溫、微涼等描述。還有一類是「平性藥」，是指寒熱界限不明顯、作用較緩和的藥，比如山藥、黨參、甘草等。但每一種平性藥，其實還是具有偏溫或偏涼的特性的，所以中醫對藥物性能的描述，還是習慣稱為「四氣」，而不稱作五氣。

　　五味還包括淡味和澀味。但是中醫一般把淡味附著於甘味，澀味附著於酸味，因此習慣上還是說五味。

　　五味的產生，一開始也是通過口嘗，人們通過不同味道的藥物作用於人體，產生不一樣的效果，從而歸納出「五味」理論。成為理論之後，五味就不僅僅是味覺的體現了，而是建立在功效的基礎上。《素問・藏氣法時論》指出：「辛散、酸收、甘緩、苦堅、鹹軟。」後人又在前人的基礎上加以補充和完善。

酸：能收、能澀。即具有收斂、固澀的作用。一般酸味的藥物具有固表止汗、斂肺止咳、澀腸止瀉、固精縮尿、固崩止帶、生津止渴的作用。常見的有五味子固表止汗，烏梅斂肺止咳，五倍子澀腸止瀉，山茱萸固精縮尿，煅龍骨固崩止帶等。

苦：能泄、能燥、能堅。即具有清泄火熱、瀉氣降逆、通泄大便、燥濕、瀉火存陰等作用。比如黃芩、梔子清熱瀉火，杏仁降氣平喘，大黃泄熱通便，蒼朮苦溫燥濕，知母、黃柏瀉火存陰等。

甘：能補、能和、能緩。即具有補益、和中、調和藥性和緩急止痛的作用。比如人參味甘，可以大補元氣，熟地黃滋補精血，麥芽糖可以緩急止痛。最有名的調和藥便是甘草。

> 諸藥中甘草為君，治七十二種乳石毒，解一千二百草木毒，調和眾藥有功，故有國老之號。
>
> ——《本草綱目》

附著於甘味的淡味，能滲、能利，具有滲濕利小便的作用，比如薏苡仁、茯苓、通草、澤瀉等。薏苡仁甘、淡、涼，可利水滲濕、健脾、清熱，用於水腫、脾虛濕盛之泄瀉。

辛：能散、能行。即具有發散、行氣行血的作用。比如吃芥末，會有明顯的通鼻竅作用，這就是辛的開通、發

散作用。再者，我們受風寒鼻塞流涕、頭疼惡寒，此時喝一碗薑湯，蓋上被子，發一身汗就好多了，也是利用生薑的辛溫來發散風寒。辛夷通鼻竅，麝香開竅醒神、活血散結等，都是辛味的體現。

鹹：能下、能軟。即具有瀉下通便、軟堅散結的作用。比如芒硝泄熱通便，海藻、牡蠣消散<u>癭瘤</u>，鱉甲軟堅消癥等。

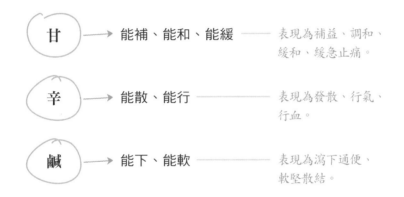

> 癭瘤：也就是甲狀腺腫瘤，俗稱大脖子病。表現為頸部喉結兩側腫大，有結塊。現代醫學認為這和長期缺碘有關，中醫治療以富含碘的海藻、昆布、牡蠣等海產品為主要藥物，有異曲同工之妙。

五味還可以與五行配合，與五臟聯繫在一起。《尚書·洪範》中說：「酸味屬木，苦味屬火，甘味屬土，辛味屬金，鹹味屬水。」辛味屬金可以入肺、酸味屬木可以入肝、甘味屬土可以入脾、苦味屬火可以入心、鹹味屬水可以入腎。但是這只是一般的規律，比如枸杞子味甘，作用是補肝腎而不是補脾胃，黃柏性寒、味苦，作用是瀉腎火而不是瀉心火。因此，還得引入歸經的概念。

藥物對哪些經絡臟腑？

「歸」，是指歸屬、專任，「經」，就是指人體的經絡和它所屬的臟腑。歸經則指**藥會選擇臟腑經絡，產生特殊的親和作用**，因而對這部位的病變起著特殊治療。藥物歸經特性的發現，主要依據兩個方面。

一是根據藥物自身形、色、氣味、稟賦。比如磁石，重鎮入肝經；桑葉、菊花，輕浮入肺經；麝香芳香開竅入心經；佩蘭芳香醒脾入脾經等。

二是臨床實踐的總結。比如黃芩主清上焦，黃連主清中焦，黃柏主清下焦等，這些歸經方法和臟腑辨證歸經方法密切相關。

根據歸經選用中藥

掌握歸經理論，有助於區別功效相似的中藥。比方說同樣是利尿，麻黃可宣肺利尿，黃耆可健脾利尿，附子可溫陽利尿，豬苓可通利膀胱之水濕。

最有意思的是，根據臟腑經絡的相關學說，可以注意到臟腑病變的相互影響，從而恰當的選擇中藥。比如肺病久咳，痰濕比較嚴重，肺病就會影響到脾，肺脾兩虛，這個時候治療要肺脾兼顧，選擇黨參、白朮、茯苓、陳皮這樣既入肺經又入脾經的藥物來治療，補脾益肺，培土生金。所以不能看到肺病，就只拘泥於見肺治肺。

佩蘭：氣味芳香，辛能發散，香能去穢，故有化濕解暑的功效。佩蘭放入香囊內佩戴具有化濁辟穢的功效，還可以預防感冒。佩蘭也可用於治療口臭，方法很簡單，取佩蘭葉50克，水煎服或熱水浸之代茶飲。

白朮：白朮有健脾益氣、燥濕、止汗、安胎之功能。此處應用取其健脾功效，脾為後天之本，根本穩固，則風邪不能傳變入裡，被驅逐出去後也不會再感受新的風邪，是防風的治本之法。現代研究也發現白朮能增強人體免疫功能，並具有保肝、防止肝臟損傷的作用。

中醫治病，升降浮沉

　　升降浮沉是指藥物對人體作用的不同趨向性，升就是上升提舉，趨向於上；降就是下達降逆，趨向於下；浮，即向外發散，趨向於外；沉，即向內收斂，趨向於內。

疾病的趨勢

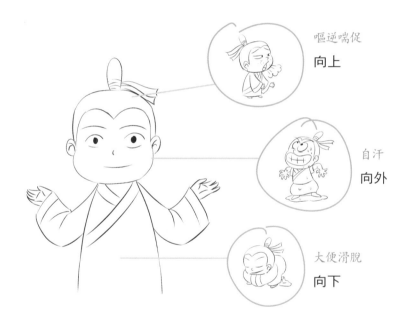

嘔逆喘促
向上

自汗
向外

大便滑脫
向下

　　疾病表現也分上、下、外、內，比如嘔逆、喘息為向上；崩漏、脫肛、胃下垂為向下；自汗、盜汗為向外；表證未解而入裡為向內。疾病位置也有上下表裡之別，如在上的目赤腫痛；在下的腹水、尿閉；在表的外感表證；在裡的裡實（人體內因機能障礙引起的氣血鬱結）便祕等。

培土生金：脾五行屬土，肺屬金，即補脾益肺，用補益脾胃的方法來補肺。常用的有參苓白朮散，主要藥物組成有黨參、白朮、茯苓、山藥、砂仁、薏苡仁、甘草等。用於治療脾胃虛弱，食少便溏，氣短咳嗽，肢倦乏力。

自汗、盜汗：中醫上，不因勞動、穿厚衣服、發熱等素而出汗，稱為自汗。主要原因是陽氣虛、肺衛不固，可選用玉屏風散、黃耆建中湯加減治療。相對的，夜間睡眠時出汗，醒後不出汗為盜汗，盜汗的原因是陰虛，常用當歸六黃湯加減治療。

如果不注意中藥有升浮、沉降的特性，就可能在治療焦病時，選擇質地重墜的沉降藥；治療下焦病，找質地輕揚的升浮藥，就好比想在水面游泳時，偏要在你身上綁上一塊大石頭，而你想潛到水底時，偏要給你套上救生圈。這樣當然無法解決問題。

藥物的升降浮沉與藥物本身的質地有關。一般來說，質地輕盈的花、葉、皮、枝大多升浮；質地較重的種子、根、礦物、貝殼大多沉降。但是也要根據臨床實踐來辨證選用。

「諸花皆升，旋覆獨降；諸子皆降，蒼耳獨升。」意思是旋覆花雖然是花，但是功能降氣消痰、止嘔止噫，藥性沉降而不是升浮。蒼耳子雖然是種子，但是能通竅發汗，散風除濕，藥性升浮而不是沉降。還有一些藥物有雙重特性，比如川芎既可上行頭目，又能下行血海；白花蛇可以內走臟腑，也可外徹皮膚等。

噫：是指飽食或食積後，胃中氣體從口中出來並發出聲音。俗稱噯氣。

蒼耳子：除了能發散寒濕，還有一個重要的功效是通利鼻竅，治鼻淵（即流黃濁鼻涕，鼻塞不通）。現代研究也發現蒼耳子可用於治療過敏性鼻炎，但是蒼耳子有小毒，最好在醫生的指導下使用，以免中毒。

藥物的升降浮沉

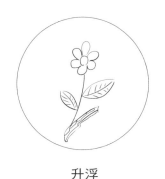

升浮
花、葉、皮、枝性多為升浮

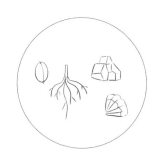

沉降
種子、根、礦物、貝殼性多為沉降

　　升降浮沉還與<u>炮製</u>有關。一般來說，酒製升提，薑製則散，醋製收斂，鹽製下行。比如大黃，是根莖類藥，性沉降，泄熱通便，<u>峻下熱結</u>，但是經過酒製之後，便可以清上焦火熱，來治療頭面部的目赤腫痛了。杜仲、益智仁、補骨脂等藥用鹽水炒過，藥性就能沉降到下焦，從而更好的發揮補腎溫陽的作用。

　　升降浮沉還與配伍有關。比如升麻是升浮藥，但是當它與當歸、肉蓯蓉等鹹溫潤下藥配伍，雖然有升浮之力，但還是被這兩味藥帶成沉降藥。又比如牛膝，是引血下行的沉降藥，如果和大量的桃仁、紅花、桔梗、柴胡等升達清陽、開胸行氣的升浮藥配伍，則也會隨之上升，主治胸中瘀血證。

炮製：用烘、炮、炒、洗、泡、蒸、煮等方法加工中草藥，目的是消除或減低藥物的毒性，矯正味道，加強療效。

峻下熱結：表示藥物具有很強的通便、清熱的功效，適用於實熱便祕，表現為大便祕結、腹脹堅硬、拒按、舌紅苔黃，大黃是峻下熱結的代表藥物。

升降浮沉與配伍有關

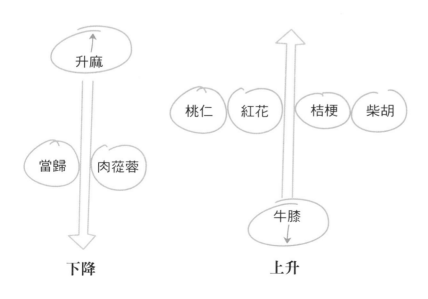

下降　　　　　上升

也就是說，少量的升浮藥配伍大量的沉降藥，作用部位也隨之沉降；少量的沉降藥配伍大量的升浮藥，作用部位也隨之升浮。由此可見，藥物的升降浮沉受多種因素的影響，它在一定的條件下可以相互轉化，正如李時珍所說「升降在物，亦在人也」。

是藥都有三分毒

中藥治病正是利用藥物的偏性（毒性），來糾正人體的偏性。也就是說，所有的藥都有毒，只是有的偏性不明顯，所以是無毒、微毒。有的偏性明顯，所以稱之為有毒、大毒等。中藥裡有劇毒藥，是因為中毒劑量和治療劑量比較接近，一不小心用多了，就會對身體組織器官產生劇烈損害，產生嚴重的後果，如砒霜、馬錢子。

中藥的副作用現在也越來越受到人們關注。副作用是指在常用劑量時，出現與治療需求無關的不適反應，一般比較輕微，對機體危害不大，**停藥後可自行消失。**比如常山，既能截瘧，又能催吐，如果用常山來治療瘧疾，那麼嘔吐就是副作用。

中藥的副作用，與藥物自身特性、炮製、配伍、製劑等多種因素有關，很多時候也與患者的體質有關。炮製是降低藥物毒性的有效辦法。如半夏、天南星用薑汁製，大戟、甘遂用醋製後可以降低毒性；何首烏用酒蒸後可以去除致瀉的副作用等。

配伍：是把兩種或兩種以上的中藥配合起來同時使用，可以加強藥物的有效作用，減弱毒性或刺激性。

製劑：是指中藥的不同劑型，包括丸劑、湯劑、散劑、外用洗劑等。

　　從總體來看，目前中藥品種已多達一萬兩千八百多種，但是在中國的報導中，有中毒現象的只有一百餘種，其中還有一些中藥是臨床少見的劇毒藥，如此看來，大多數的中藥是安全的，與化學合成藥物造成的藥源性疾病的危害相比，中藥安全低毒的優勢就顯現出來了。

　　再者，有一些中藥和食物來源相同，我們稱之為「藥食同源」或「藥食兩用」。這些中藥有較小的偏性，可以在日常生活中經常食用，從而對我們身體進行修復和治療。

中藥配伍與禁忌

　　我們在生活中會接觸到食物相生相克，同樣，每味藥物都有著自己的自然特性，當兩味藥配合在一起使用時，它們之間就可能產生各種變化。有些變化是對治療有益的，如增強療效、降低毒性等，這些需要加以利用；而有些變化對治療是有害的，如降低療效、增加毒性或產生副作用等，這些就需要加以避免。

　　中醫通過觀察和總結，認為藥物之間的配伍有七種主要的類型，中醫稱之為「七情」：

　　單行：「單」就是單獨，也就是指不需要其他藥物輔助，單獨使用某一味藥物，就能發揮其治療作用。比如說，人體元氣潰散、大汗淋漓、面色蒼白，甚至大小便失禁、神志不清，這個時候就可以單用一味人參，濃煎後稱

食物相生相克：指食物天生的偏性之間互相促進協同或互相克制產生毒副作用。比如我們都知道柿子和螃蟹不能同食，兩者皆為大寒之物，同食後脾胃受寒，就會出現腹痛、腹瀉，而且柿子富含鞣酸，蟹肉蛋白質豐富，兩者相遇會發生凝結，變成不可消化的硬塊。

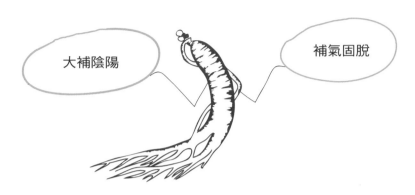

單槍匹馬「獨參湯」

大補陰陽

補氣固脫

為「獨參湯」，服下之後，能迅速起到補氣固脫的效果。

　　相須：是將兩種作用類似的藥物合用，以增強彼此療效。如知母與黃柏同用，可以使滋陰降火的功效得到增強；黃耆和黨參同用，補氣固表的作用明顯提升；藿香和佩蘭同用可以增強化濕的功效等。

知母黃柏相須為用

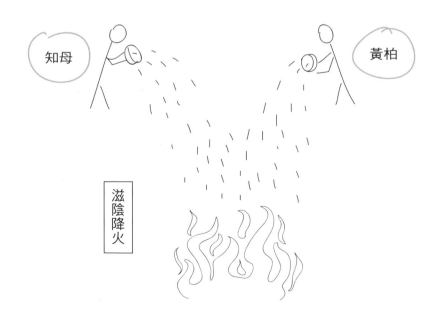

知母

黃柏

滋陰降火

相使：意思是佐使、輔助。當兩味藥同時使用，一味藥為主，一味藥為輔，輔藥可以增強主藥作用的，如「<u>黃耆使茯苓</u>」，同用後可以增強補氣利尿的作用。

相畏：指一種藥物的毒性和烈性，受到另一種藥物的抑制。如半夏的毒性能被生薑抑制，我們就稱為「半夏畏生薑」。

相殺：表示一種藥物能消除另一種藥物的中毒反應。如服用巴豆而中毒，用綠豆可以解毒，我們就稱「綠豆殺巴豆」。

一種藥物能破壞另一種藥物功效，稱為相惡。如<u>萊菔子</u>能破壞人參的補氣作用，因此稱「人參惡萊菔子」。

相反：兩藥同時使用，會產生毒、副作用。如烏頭和半夏、甘草和甘遂同用等，都會出現不良反應，所以我們稱「烏頭反半夏」、「甘草反甘遂」。這種搭配在中藥中屬於禁忌，不能同時使用。

黃耆使茯苓：指茯苓具有健脾、祛濕、利尿的功效，作為輔藥，能增強黃耆的補氣利水功效，幫助排出體內多餘的水液。

萊菔子：即蘿蔔，蘿蔔具有破氣的功效，人參補氣，宜補者不宜破，若一補一破，勢必互相抵消。

烏頭反半夏

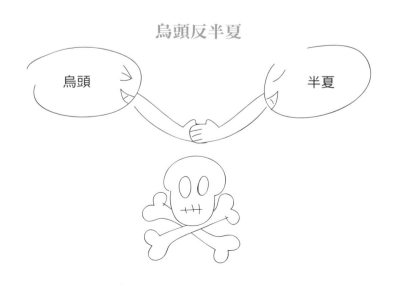

烏頭　半夏

在中醫的實踐過程中，配伍禁忌共總結為「十八反」和「十九畏」，可供我們參考。十八反是：

> 本草明言十八反，半蔞貝蘞及攻烏，藻戟芫遂俱戰草，諸參辛芍叛藜蘆。

十九畏是：

> 硫磺畏朴硝，水銀畏砒霜，狼毒畏密陀僧，巴豆畏牽牛，丁香畏鬱金，牙硝畏三棱，川烏、草烏畏犀角，人參畏五靈脂，官桂畏赤石脂。

這裡的「畏」，也是指兩種藥物搭配，會產生毒副作用。十八反和十九畏是經過實踐而知的藥物配伍禁忌，但在臨床中，有很多方劑其實跟十八反跟十九畏一樣，如「海藻玉壺丸」中就有海藻和甘草同用。更準確的說，這些搭配禁忌並非完全不能一起使用，而是需要在實踐中加以注意。

中藥治病分八種

中醫有各試各樣的治療方法，初學者往往一頭霧水，難以捉摸。實際上，中醫的治療方法是有體系，如果抓住體系特徵，那麼學習就會容易多了。中醫的治法，宏觀來

半蔞貝蘞及攻烏，藻戟芫遂俱戰草，諸參辛芍叛藜蘆：貝母、半夏、白及、白蘞、栝樓反烏頭。細辛、芍藥、人參、沙參、丹參、苦參、玄參反藜蘆。大戟、甘遂、芫花、海藻反甘草。

海藻玉壺丸：海藻30克，昆布15克，貝母15克，半夏10克，青皮6克，陳皮10克，當歸15克，川芎10克，連翹10克，甘草6克組成，常用於治療甲狀腺功能亢進引起的癭瘤（大脖子病）、乳腺增生、淋巴結核等。

看，分為八法：汗、吐、下、和、溫、清、消、補。

汗法

　　汗法是通過發汗解除表證的治法。凡是外感疾病開始時，就代表邪在肌表，必須運用汗法來治療。汗法可以通過開腠理、和營衛、暢肺氣、通血脈，使病邪外出。由於病邪不同，體質差異，所以出現的表證不同，因此汗法也可以分為辛溫解表法、辛涼解表法、扶正解表法。

　　辛溫解表法是指運用辛溫發散的藥物方劑，去除人體表面的風寒之邪，例如麻黃湯、桂枝湯、小青龍湯、九味羌活湯就是代表方劑。

　　辛涼解表法是指運用辛涼發散的藥物方劑，去除人體肌表的風熱之邪，例如桑菊飲、銀翹散、麻杏石甘湯等。

　　扶正解表法是指在發汗解表的同時，兼顧扶助正氣的方法。例如敗毒散、加減葳蕤（音同威綏）湯等。

桂枝湯：由桂枝、芍藥、甘草、大棗、生薑組成，是治療外感風寒表虛證的代表方劑。感冒出現頭痛、發熱、汗出惡風、鼻鳴乾嘔、苔白不渴、脈浮緩或浮弱，有這些症狀即可應用。

桑菊飲：組成藥物有桑葉、菊花、桔梗、連翹、杏仁、甘草、薄荷、蘆根、知母、石膏。為辛涼解表劑的代表方劑，主治風溫初起，咳嗽，身熱不甚，口微渴、苔薄白、脈浮數者。

發汗解除表證

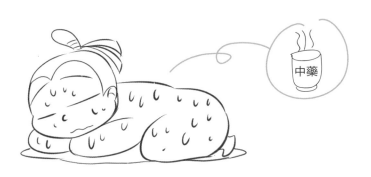

中藥

加減葳蕤湯：具有滋陰解表之功效。主治素體陰虛，外感風熱證。表現為頭痛、身體發熱、微惡風寒、無汗或有汗不多、咳嗽、心煩、口渴、咽乾、舌紅、脈數。

和法

運用中庸、性情不偏不倚的藥物組成方劑，和法是個以和為主、以緩濟急、以巧取勝的治療策略。它通過特有的和緩、和解、疏暢、調和、平衡等作用，來調整機體臟腑功能，恢復生理運轉秩序，從而治癒疾病，在臨床上應用廣泛。

和緩作用重點在於「緩」，以緩制急，如芍藥甘草湯可治療肢體攣急抽搐。

調和作用在於調平元氣，能夠調整臟腑功能的偏頗失調，例如四君子湯調和脾胃中氣，廣泛應用於中氣失調的疾病。

平衡作用是指人體的氣血陰陽、表裡上下、臟腑經絡之間的互相依存與制約關係被破壞，運用平衡的和法調整它。例如四逆湯調和肝脾、小柴胡湯和解少陽、交泰丸交通心腎等。

下法

下法是運用瀉下方藥以攻逐裡實的治法，使機體排便作用增強，通過排便來達到治病的目的。

下法分為四類：寒下法、溫下法、潤下法、逐下法。

寒下法用於陽明腑實證，例如大承氣湯等；溫下法用於寒氣結胸，腸胃冷積腹痛便祕，如小陷胸湯等；潤下法用於腸燥便祕、溫病津液枯竭便祕，例如增液承氣湯；逐下法用於飲證、水腫、臌脹等，例如十棗湯等。

交泰丸：是治療心腎溝通不暢的代表方，心與腎相距甚遠，但是兩者聯繫密切，心火要下降，溫暖腎水，而腎水要上升，制約心火，這就是心腎相交。

臌脹：也稱鼓脹。指腹部脹大如鼓的一類病症，臨床以腹大脹滿，繃急如鼓，皮色蒼黃，脈絡顯露為特徵。與現代醫學的肝硬化腹水類似，所以治療時首選逐水劑，如十棗湯、舟車丸。

運用下法需要注意，必須辨證準確，應該下的時候不手軟，不該下的時候絕不能下。

吐法

由於嘔吐是機體袪邪復元的機制之一，因此古代醫家頗為看中吐法。臨床上的吐法，分為催吐與探吐兩種。

催吐是用瓜蒂散、稀涎散、濃鹽湯等熱服使人嘔吐；探吐是用手指或鵝翎壓觸或刺激咽部使人發生嘔吐。

吐法的機理，有疏通氣機、開上啟下、袪痰利咽、袪除積滯、排除毒物等，臨床上可用於治療癲狂、癲癇、腦卒中偏癱、癃閉、胃脘疼痛等。

但嘔吐畢竟是一種劇烈的逆行動作，違反人體的正常生理功能，所以除非嚴重危急的情況下，一般不予使用。就算使用，也應在病好後停止，以免損傷正氣。

溫法

溫法是以溫熱藥治療寒性病症的方法，用於除了表寒證歸於汗法之外的一切寒證。

運用溫法，首先要考慮性味相合，定其主症。不同味的藥物主治不同，辛善走竄能疏理血氣、袪除邪氣；甘能滋補和中，可填虛緩急；酸性收澀，且能斂陰陽氣血；苦能降能燥，善理氣逆濕阻；鹹能軟堅散結，且能通下。另外，淡味還能滲能利。因此運用溫熱藥需要結合藥味。

其次，需要辨別部位選擇用藥。按表裡分，有表寒證

瓜蒂散：是中醫中湧吐劑的代表，以瓜蒂和赤小豆入藥，研成細末，每服1～3克，用香豉煎湯送服。
此方常用於湧吐痰涎、宿食，臨床常用於治療因暴飲暴食之胃擴張、誤食毒物、精神分裂症、精神抑鬱症等屬於痰食壅滯者。

癃閉：又叫小便不通，主要表現為小便量少，點滴而出，甚至閉塞不通。小便點滴而出為癃，點滴不出為閉。

和裡寒證；按臟腑分，有心肺陽虛，脾陽虛，腎陽虛等。

溫法能助陽散寒、溫通血脈、溫氣通結，往往與其他治法結合治療各種虛實不同的夾寒證，隨證變化是很需要注意的。

清法

外感熱病和內熱證治療中，清法是主要治法，運用寒涼藥物清解邪熱的治療。

對邪熱的治療，首先應區分它的性質，比如邪熱分有形的跟無形的，如果是無形的邪熱，單用清法即可；如果邪熱已與有形之邪結合，就必須同時祛除有形之邪。

衛氣營血辨證

心肺陽虛：主要的症狀就是會四肢發冷，身體比平時更加畏寒，而且容易出冷汗，腰胯痠痛，女性很有可能會月經不調或者痛經，晚上睡覺時，會手腳冰涼，有一些寒涼的症狀。

有形之邪：意思是燥屎、痰濕、食滯、瘀血等實質性致病因素，與無形之邪熱相對。

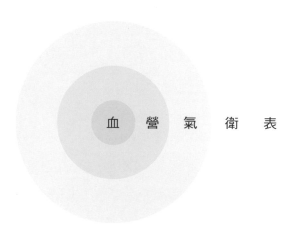

血　營　氣　衛　表

其次，還要辨別邪熱的部位（臟腑），更重要的是按照衛氣營血的不同，使用不同的清法。比如熱勢浮盛在外，患者肌表熱勢壯盛，面紅目赤，汗多，口渴飲水多，脈洪數，就用辛寒清熱的代表方白虎湯。但如果邪熱已入營分，出現舌質絳紅，身熱夜甚，乃至於身上斑疹隱隱，那麼就要用清營湯了。

消法

消法是具有消導和散結作用的方藥，使有形之邪漸漸消散緩解。廣義來說，祛痰、祛濕、理氣、和血、驅蟲等都屬於消法範疇。狹義而言，多指消食導滯和消痞散結，用於飲食積滯和氣血積聚的癥瘕、痞塊等。

例如治療飲食積滯的枳實導滯丸、保和丸、治療外傷的流氣飲、治療肝脾腫大的鱉甲煎丸等。

補法

補法是臨床上運用最為廣泛的治法，因為中醫的總治療法則在於祛邪與扶正。扶正的主要組成就是補法，針對的是各種虛證。補法的運用，要根據虛證的情況而決定。

如果虛損嚴重，就要看陰陽氣血哪方面為主要的虛衰，然後以補為主。如果是暫時的、局部的虛損，就要補瀉兼施。

藥物的運用，應該以四氣五味的規律為依據，比如治療陰虛的人，養陰藥大多為甘苦鹹寒；治療陽虛的，助陽

衛氣營血：依據外感溫熱病發展過程中的臨床表現分為衛分證、氣分證、營分證、血分證等四種症候，反映了外感溫熱病不同階段的不同證型，以及邪正鬥爭的形勢，揭示了外感溫熱病由表入裡、由淺入深的一般規律，從而為治療提供依據。衛氣營血辨證彌補了六經辨證的不足，豐富了外感熱病學辨證論治的方法。

癥瘕：指腹腔內有包塊腫物結聚的疾病。一般以堅硬不移，痛有定處的為癥；聚散無常，痛無定處的為瘕。

藥多是辛甘鹹溫，氣虛宜用甘溫；血虛的，有熱宜甘涼，無熱宜甘平；從臟腑而言，補法又十分重視脾腎，因腎為先天之本，脾為後天之本。

另外，<u>陰損及陽</u>，<u>陽損及陰</u>，在運用補法的時候，要觀察陰陽虛損的主次關係，補陰的同時注意補陽，補陽的同時也要注意補陰。

陰損及陽： 是指由於陰精虧損而累及陽氣化生不足。如原有咳嗽、盜汗、遺精、咯血等陰虧症候，病變發展日久，若再出現氣喘、自汗、大便溏瀉等陽虛症候，此即陰損及陽。

陽損及陰： 由於陽氣虛弱而累及陰精化生不足。如原有水腫、腰酸、膝冷等腎陽虛的症候，病變發展日久，若再出現煩躁、咽乾喉痛、齒齦出血、小便短赤等腎陰虛的症候，這就叫陽損及陰。

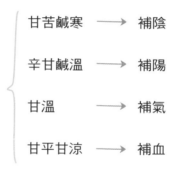

總之，具體的運用應該明辨哪個臟腑虛了，屬於氣或血，屬於陰還是陽。這樣再恰當遣方用藥。

八法是中醫治法的高度總結，它既體現了中醫治療的多樣性，也體現了中醫治療手段的體系。在實際運用的時候，往往根據病情，選擇一種甚至多種組合的方式，才能起到針對性的效果。

第十五章
常用中藥有哪些？

中藥一般有三大類：植物藥、動物藥和礦物藥。萬物皆有情，不管是哪一種，中藥都是和人類一起生存在天地間。用中藥治療疾病，也許就是拿它們的生命在換我們的生命，所以有人認為中藥天然無毒，也不是沒道理的。

中藥分類

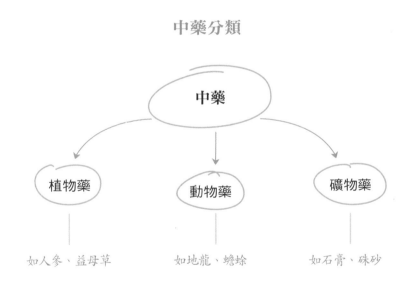

植物藥	動物藥	礦物藥
如人參、益母草	如地龍、蟾蜍	如石膏、硃砂

本書選取十味臨床常用中藥，重點介紹每味中藥的主要功效及應用。分別為人參、三七、何首烏、大黃、黃連、柴胡、地黃、茯苓、金銀花、當歸。其中穿插了和藥物相關的傳說或典故，對於中藥的功效應用，也儘量避免晦澀難懂的專業術語，便於讀者理解。

人參，補元氣，起死回生

電視劇中經常會出現這樣的情節：當男主角受重傷時，女主角偷了父親珍藏多年的人參救男主角，於是成就一段美滿姻緣。我們不管人家的姻緣，而是看為什麼人參能起死回生。《本草新編》有載：

> 夫獨參湯可治療陽脫於一時，血失於頃刻，精走於須臾，陽決於旦夕，他藥緩不濟事，必須用人參一二兩或三四兩，作一劑煎服以救之，否則陽氣逐散而死矣。
>
> ——《本草新編》

這段話的意思是當元氣或陽氣虛脫，甚至病人快要死亡時，當別的藥都沒有用，這時候只要熬一碗濃濃的人參湯，便可起死回生。

雖然聽起來很不可思議，不過現今「獨參湯」在中醫臨床中，確時常用來治療陽脫急症，它能大補元氣，復脈固脫，為拯危救脫要藥。適用於因大汗、大瀉、大失血或大病、久病所致元氣虛極欲脫，氣短神疲，脈微欲絕的重危症候。

除此之外，人參作為一種常見的保健品，有著補脾益肺、延年益壽的功效。如人到老年脾肺之氣已虛，經常會出現氣短虛喘、倦怠乏力、久瀉脫肛等症狀。這時用人參

陽脫急症：脫，亡也；陽脫，陽氣消耗殆盡。大汗、大瀉、大失血後陰液大傷，陽氣亦會隨陰而亡，出現陽脫。或大病、久病之後人體正氣極虛，也會出現陽脫，危在旦夕。

脾肺之氣已虛：老年人脾肺之氣虛表現為稍微運動就氣喘，容易受涼感冒，不想吃飯，就算吃了飯消化不好，大便不成形等症狀。每日取少量（2～3片）人參泡水當茶喝，可增強體質，提高肺脾功能。

泡水當茶喝，的確可以改善身體功能。

　　但是人參雖為名貴滋補類中藥，也不可隨意亂用。人參不適宜肝陽上亢、濕阻熱盛的人服用。

三七，止血化瘀，傷科必備

　　古代行軍打仗時，軍官級別的都會隨身攜帶「金瘡藥」，以備不時之需。騎馬摔傷、骨折、刀傷等，哪裡疼或流血就塗哪裡。然後光著膀子，手提大刀又衝進戰場。這麼神奇的金瘡藥，主要成分就是三七。

　　三七為傷科之要藥，有著「止血不留瘀，化瘀不傷正」的特點，就是說除了止血，還具有祛除瘀血的作用，所以不會造成瘀滯。

　　只要一味三七，不管是內服還是外用都可以起到顯著的療效。如治療各種外傷出血，單用本品研末外敷，立刻起效。治各種內出血如吐血、咯血、衄血、崩漏等單用本品和米湯一起服用，也可起到很好的效果。

衄血：泛指非外傷所致的某些部位的外部出血症。如眼衄、耳衄、鼻衄、齒衄、舌衄、肌衄等，其中以鼻衄（鼻出血）最多。

　　久負盛名的雲南白藥，以其專治跌打損傷著稱於世。是由雲南名醫曲煥章創制，現為國家保密配方，其主要組成藥物就有三七。相傳曲煥章年輕時候是一位敢於冒險的獵手，經常上山打老虎，他發現受傷的老虎在吃了三七後，很快就可以止血，並且有力氣逃走。受此啟發，他發現了三七的獨特功效。這聽起來有點神奇，但是我們也不能否認三七治療跌打損傷、止血止痛的療效顯著。

曲煥章：字星階，雲南趙官村人，中國近代史上傑出的醫藥學家，「雲南白藥」的創制者。

何首烏，黑髮明目，延年益壽

何首烏，顧名思義最大的功效便是烏首，也就是可以烏髮。何首烏治療白髮、脫髮。用於烏髮的何首烏，經過特殊加工炮製，一般以黑豆汁製，稱為製首烏。而未加工的何首烏主要用於治療瘧疾、瘡癰腫毒，還可潤腸通便。

何首烏的效用

生首烏 ⟶ 治療瘧疾、瘡癰腫毒，潤腸通便。

製首烏 ⟶ 烏鬚髮、補肝腎、益精血。

何首烏必須製後才能發揮補肝腎、益精血、烏鬚髮的補益作用，可以用於肝腎虧虛、精血虧虛引起的血虛萎黃、失眠健忘、頭暈眼花、鬚髮早白、腰膝痠軟、耳鳴耳聾等。

關於人形何首烏的生長年限長、作用好，是古代書籍將其神秘化的結果，何首烏的功效和形狀之間，並沒必然的聯繫。中藥何首烏用的是蓼科植物何首烏的根，一般是團塊狀或不規則的紡錘形。而長得越像人的何首烏，越有可能是假貨，是不法商販用模子套在紅薯上長出來，或者乾脆刻出來的東西。

肝腎虧虛：是指久病或過度勞累、縱慾，而消耗肝腎陰，導致肝腎中的精血不足，表現為頭髮早白、頭暈目眩、盜汗、耳鳴眼花、腰膝痠軟等。

何首烏的入藥部位

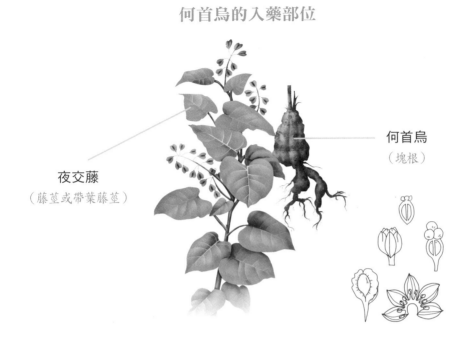

何首烏
（塊根）

夜交藤
（藤莖或帶葉藤莖）

　　何首烏全身都是寶，它的藤葉也可入藥，叫做夜交藤。什麼是夜交呢？白天主陽，夜晚主陰，陽主動，陰主靜。人要入睡必須讓白天活躍的陽入到夜晚的陰中，這樣才能使人體在夜晚呈現出陰的一面，方可入睡。很多失眠的人是因為體內的陰功能不強，不能承受活躍的陽，所以一直處於興奮狀態。

　　夜交藤可以用於陰虛血少引起的失眠多夢、心神不寧、頭目眩暈等症，常與合歡皮、酸棗仁、柏子仁等養心安神藥同用。

大黃，攻下通便，藥中將軍

　　提起古代猛將，你肯定會想到項羽、呂布、張飛，或是關羽等。但是在中醫藥人心中，只有一味猛將——大黃，大黃有將軍、川軍等

別名，因其藥性猛烈，被說稱作將軍。而川軍則是因為四川產的大黃為道地藥材，品質佳、療效好。

據傳，曹操的兒子曹沖，得了重病，已經四肢發冷、面色蒼白、脈微欲絕，一派死相了。醫官們全都束手無策，所以曹操掛出召醫榜，有一人揭榜，看完之後說要想治此病必須用一堆虎狼之藥，如大黃、芒硝、厚朴等。醫官們堅決不同意，曹操救子心切，只能一試。

用完藥後，曹沖頓覺腹痛難忍，瀉下一堆大便，暈死過去，這時憤怒的曹操便命人將這位醫生綁起來。沒想到了晚上曹沖突然甦醒過來，病情大為好轉。曹操這才想起被他綁起來的醫生，便將他鬆綁並道歉。眾醫官紛紛表示不能理解，這時神醫解釋說公子表面一臉虛相，其實是因為飲食積滯導致的實熱積聚於裡，只要用一劑大承氣湯就解決了。

虎狼之藥：是指藥性猛烈，副作用強烈，病人承受不了的藥物。如劇烈的瀉下藥生大黃、芒硝；破血藥有水蛭、虻蟲；攻逐藥如巴豆、番瀉葉、甘遂、芫花。

大承氣湯的適應證

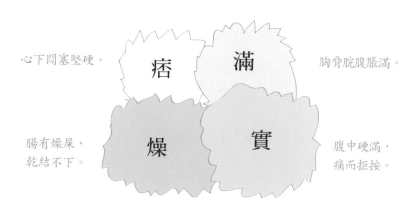

心下悶塞堅硬。 痞 滿 胸脅脘腹脹滿。

腸有燥屎，乾結不下。 燥 實 腹中硬滿，痛而拒按。

大黃性味苦寒，為攻下要藥，治療積滯便祕無藥能比，用治陽明腑實證，熱盛便祕，胸腹脹滿，煩躁譫語，身大熱，脈洪大，口渴就算喝再多水都不解渴等症狀，常與芒硝、厚朴、枳實等配伍，如大承氣湯。

除了治療便祕之外，大黃還有清熱瀉火、涼血止血的功效，治血熱妄行之吐血、衄血、咯血，還可治火邪上炎所致的目赤、咽喉腫痛、牙齦腫痛等症。

由於大黃瀉下作用相當強烈，如果使用不當，容易傷正氣，所以一般來說，只有確實需要用大黃時才會使用。經過炮製，可以減緩它的苦寒之性，擴大臨床應用範圍。由於其苦寒之性，容易導致脾胃受寒，所以脾胃虛弱的人慎用。

黃連，苦能燥濕，寒能清熱

要是問眾人是否知道黃連，大部分的人肯定會說：「苦。」黃連不知不覺中成了苦藥的代名詞，甚至還出現「啞巴吃黃連，有苦說不出」這類的諺語。苦的確是黃連的一大特徵，不過還有一句話是說：「良藥苦口利於病，忠言逆耳利於行。」苦口的黃連的確是一味不可多得的治病良藥。

也許有人會想就問，黃連到底有什麼作用？在了解它的功效之前，我們先來看看它是什麼。黃連是毛茛科植物黃連、三角葉黃連或雲連的乾燥根莖。常見的有三種黃

陽明腑實證：陽明，是指病邪傳變入裡；腑實，指病位在腸腑，燥熱與腸中糟粕互結不通，表現為大便祕結，腹中硬痛，大承氣湯可解。

血熱妄行：指人體感受了邪熱，血液受到邪熱影響，運行速度加快，以至於溢出脈外的一種表現。常見有吐血、鼻出血、牙齦出血、尿血等，大黃、梔子、藕節、荷葉具有涼血止血的作用，可配伍組成十灰散服用。

連，分別稱為「味連」、「雅連」、「雲連」。

黃連的種類

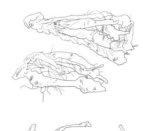

味連 形如雞爪，習稱「雞爪連」。

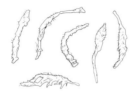

雅連 單枝、圓柱形，形如「蠶狀」。

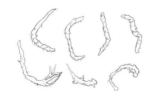

味連 彎曲呈鉤狀，形如「蠍尾」。

黃連大苦大寒，最擅長的就是清熱瀉火，是清熱燥濕、瀉火解毒之要藥。在清熱燥濕方面，尤長於清中焦濕熱。治療濕熱阻滯中焦、氣機不暢所致脘腹痞滿、噁心嘔吐，常配蘇葉用，如蘇葉黃連湯。在瀉火解毒方面，特別擅長清瀉心經實火，可用治心火亢盛所致神昏、煩躁之症。配黃芩、白芍、阿膠等藥，可治熱盛傷陰、心煩不寐，如黃連阿膠湯。

同時它也是治療泄痢之要藥，單用一味黃連即可起效，其含有的黃連素，學名鹽酸小檗城，早就被開發成藥

黃連上清片：組成藥物有黃連、梔子（薑製）、連翹、蔓荊子（炒）、防風、荊芥穗、黃芩、菊花等。主治上焦熱證。比如出現眼睛異物感、燒灼感、瞼沉重、分泌物增多、眼底充血，甚至出現畏光、流淚及視力下降的症狀。也就是我們經常說的「紅眼病」「火眼」。這個病從中醫的角度來解釋，多為上焦內熱，吃黃連上清片就很對症。

品，用於治療濕熱痞滿，嘔吐泄痢，高熱口渴，疔毒癰腫，目赤牙痛，心火力盛，心煩不寐，血熱吐衄等。黃連經酒制之後可以使藥性升提，用於治療目赤腫痛、口舌生瘡如黃連上清片。

黃連作為一味味道極苦的中藥，千年來一直被中醫藥人所推崇，是因為它有確切的療效。

柴胡，溝通表裡，表證剋星

柴胡名稱的由來，有一個傳說：

胡進士家有個長工叫二慢，得了溫病，身上一會冷，冷得直哆嗦；一會熱，熱得直出汗。胡進士怕他把病傳染給家人就打發他回家了。二慢走到河邊，突然感覺四肢無力就倒在了草叢裡，因為沒人管自己，餓了只能吃身邊的野草，大約一個星期後，當身邊野草都吃完後，二慢試圖站起來，突然發現自己有力氣，能走了。便又回到了胡進士家，繼續幹活。

過了一陣子，胡進士的兒子也得了和二慢一樣的病，胡進士突然想起來二慢也得過這病，便問他病是怎麼好的，二慢就帶他來到了河邊，挖了他吃的那種野草的根回家給他兒子煎湯喝，果然幾天後他兒子的病也好了。胡進士畢竟是文化人，就想給這個野草起個名字，他想原本這個東西是當柴燒的，自己又姓胡，便叫柴胡吧。

雖然這只是一個故事，但是確實道出了柴胡治療寒熱

中醫必背

小柴胡湯和解功，半夏人參甘草從。
更加黃芩生薑棗，少陽百病此方宗。

溫病：指感受溫熱之邪引起的急性熱病，表現為發熱、心煩、口渴，甚至出血、神昏、煩躁。有的具有一定的傳染性和流行性，比如非典型肺炎 SARS 就是屬於溫病之列。

往來病的特殊療效。

柴胡為治少陽證之要藥，尤其擅長治療傷寒邪在少陽，表現出寒熱往來、胸脅苦滿、口苦咽乾、目眩等症狀，常與黃芩同用，以清半表半裡之熱，共收和解少陽之功，如小柴胡湯。

柴胡在東漢時期的《神農本草經》中便被列為上品。張仲景的《傷寒論》中更是有小柴胡湯、大柴胡湯、四逆散等以柴胡為主藥的經典名方。現代用柴胡製成的單味或複方注射液，對於外感發熱有較好的解表退熱作用。千百年來，柴胡一直在為人類的健康貢獻著自己的能量。

地黃，生熟有別，功效迥異

不知從什麼時候起，電視上許多廣告將六味地黃丸塑造成補腎的仙丹。地黃是六味地黃丸中的主藥，對藥效的發揮至關重要。那麼它真有那麼神奇的功效嗎？

答案是肯定的，從六味地黃丸能賣得那麼好就能看出來，療效是藥品的生命線，沒療效的藥是賣不下去的。可是藥只有對症，才能起效，我們接下來介紹地黃對的是什麼症。

中藥的功效取決於兩個決定性因素，一個是它本身是什麼，另外一個就是怎麼加工。地黃這個藥，它生用和加工後用有很大的差別，六味地黃丸裡面的地黃是加工後的地黃，叫做熟地黃。

寒熱往來：就是發熱和怕冷交替出現，發熱時不覺得怕冷，怕冷發作時也不會發熱，兩者交替出現，和感冒的發熱惡寒同時出現不同，是邪犯少陽的典型症狀。

中醫必背

四物地芍與歸芎，血家百病此方宗。婦女經病憑加減，臨證之時可變通。

▼

四物湯由熟地黃、當歸、川芎、白芍四味藥組成，是中醫補血的基礎方，也是治療婦科疾病的打底方。

地黃加工後叫熟地黃，性微溫，以養血滋陰、填精益髓為主，適用於真陰不足、精髓虧虛者。而生地黃滋的陰，主要是因為體內有熱導致的陰虛，而熟地黃針對的是本身陰不足。

熟地黃為養血補虛之要藥，治療血虛萎黃、眩暈、心悸、失眠及月經不調、崩中漏下等，常與當歸、白芍、川芎同用，如四物湯。又為補腎陰之要藥，治療肝腎陰虛，腰膝痠軟、遺精、盜汗、耳鳴、耳聾及消渴等，可補肝腎、益精髓，常與山藥、山茱萸等同用，如六味地黃丸。

地黃生用，性寒，以滋陰涼血著稱。《本經逢原》中記載：「乾地黃，內專涼血滋陰，外潤皮膚榮澤，病人虛而有熱者宜加用之。」乾地黃也就是生地黃，它長於養心腎之陰，如治陰虛內熱，<u>潮熱骨蒸</u>，夜熱早涼，舌紅脈數。還可用於溫熱病熱入營血，出現壯熱煩渴、神昏舌絳，血熱吐衄、便血、尿血等症狀。

潮熱骨蒸：潮熱是指發熱有一定的規律性，每日按時而發，按時而止，如潮水按時漲落。「骨」表示深層，「蒸」是熏蒸，形容陰虛潮熱的熱氣自裡透發而出，故稱為骨蒸。常見於肺結核。

茯苓，健脾利水，久服不老

茯苓為多孔菌科真菌茯苓的乾燥菌核，多寄生於松科植物赤松或馬尾松等的樹根上。茯苓有著悠久的藥用歷史，中國第一部藥學專著《神農本草經》把它列為上品，謂之：「久服可安魂、養神、不飢、延年。」

歷代醫家把它作為利水健脾要藥使用。可用於治療寒熱虛實各種水腫。治療水腫、小便不利，常與澤瀉、豬

苓、白朮、桂枝等同用，如五苓散。還擅長治療脾胃虛弱、倦怠乏力、食少便溏等症，常與山藥、白朮、甘草等同用，如參苓白朮散、四君子湯等。

除此之外，治療心悸、失眠、健忘，多與黃耆、當歸、遠志同用，如歸脾湯。

茯苓的全身都是寶，茯苓皮為茯苓菌核的黑色外皮，長於治療皮膚水腫。茯神為茯苓菌核中帶有松根的部分，專治心神不安、驚悸、健忘等。

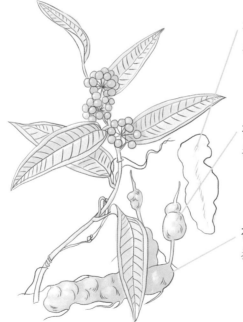

茯苓皮（菌核外皮）
擅治水腫。

茯苓（菌核）
擅利水健脾。

茯神（菌核中帶松根的部分）
擅治心神不安、失眠健忘。

茯苓的保健延年作用也許可以從慈禧太后的年齡中得到答案，慈禧太后活了 73 歲，比康熙至光緒八個皇帝的平均壽命多了 20 歲。在那個動盪的年代，作為喪權辱國的清

王朝的實際統治者，能活下來已經很不容易了，更別說那麼長壽。

這與慈禧太后的生活飲食密不可分，她喜歡吃茯苓餅、八珍膏。因茯苓多寄生於松樹的根上，她認為茯苓是千年松根，吃了就會和松樹一樣長生，所以她經常命令御膳房製作各種含茯苓的食物。

八珍膏是由能補氣的四君子湯，和能補血的四物湯組合而成，具有補益氣血的作用，非常適合氣血兩虛的女性日常滋補。

而且現代研究證明，茯苓中含有大量人體極易吸收的多醣類成分，可以增強人體的免疫功能。

金銀花，涼茶首選，清熱解毒

忍冬屬於忍冬科植物，其乾燥花蕾或初開的花稱為金銀花。金銀花名字的由來，是因為花初開時為白色似銀，2～3天之後便會變成黃色如金。由於先後開放順序不同，人們會看到白花和黃花同時存在，所以就稱其為金銀花。關於金銀花具有清熱作用，是製作涼茶的主要藥物之一。

金銀花以清熱解毒著稱。古人稱其為「瀉熱解毒之冠」，宋朝一個叫張邦基的人，在《墨莊漫錄》中記載了一個故事：

平江府天平山白雲寺有幾個和尚，在山下採了一籃毒蘑菇，吃了以後上吐下瀉。結果其中有三個和尚服用了金

茯苓餅：又叫茯苓夾餅，用澱粉烙制的外皮，其薄如紙，其白似雪，夾心則精選純正茯苓粉，輔以桂花、蜂蜜、白糖製成，甜香味美，因深受慈禧太后喜愛而身價倍增。茯苓具有健脾補益的作用，久服能延年益壽。

中醫必背

銀翹散主上焦疴，
竹葉荊牛豉薄荷。
甘桔蘆根涼解法，
清疏風熱煮無過。

▼

銀翹散以金銀花、連翹為君，配合苦桔梗、薄荷、竹葉、生甘草、荊芥穗、淡豆豉、牛蒡子。具有辛涼透表、清熱解毒的功效。適用於風熱感冒初起，發熱、微微惡寒、頭疼、咽喉腫痛。

銀花後，症狀全無，平安而癒，而其餘人則踏上黃泉路。

　　這個故事充分說明金銀花擁有卓越的解毒功能，是治一切內癰外癰的藥。治療癰瘡初起，紅腫熱痛者，可單用本品煎服，並用渣敷患處，亦可與皂角刺、白芷配伍，如仙方活命飲；用治疔瘡腫毒，堅硬根深者，常與紫花地丁、蒲公英、野菊花同用，如五味消毒飲。

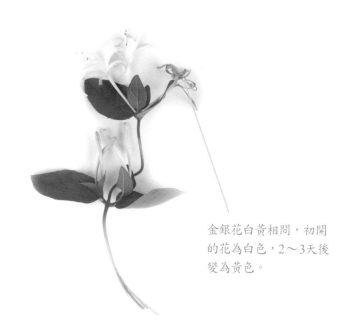

金銀花白黃相間，初開的花為白色，2～3天後變為黃色。

　　金銀花治療外感風熱或溫病初起，身熱頭痛、咽痛口渴，常與連翹、薄荷、牛蒡子等同用，如銀翹散。

　　現代以金銀花為主製成注射劑、氣霧劑或粉針劑，臨床常用於上呼吸道感染、肺炎、急慢性咽喉炎、急性細菌性痢疾、急性腸炎、慢性前列腺炎及陰道炎等疾病。

金銀花除了藥用價值外，也是美化庭院的佳品，當花滿架籬，既能賞心悅目，又可治病療傷。

當歸，補血聖藥，活血調經

關於當歸的名字，有一個淒美的傳說，古代有位叫做芹嫂的女子，日夜站在崖坡上翹首等待丈夫的歸來，一直到死都沒能等到，後來人們便把她葬在崖坡上，她便變成一株仙草繼續等待，人們給這個草取名為當歸。還有《蜀志》中記載，名將姜維的母親在給兒子的信中夾著當歸，以表達思念之情，希望兒子早日歸來。

除此之外，古代醫家認為當歸能「領諸血各歸其所當之經」，意思就是當歸可以使人體的血液合理分布，以滿足人體需要。

當歸味甘性溫，入心、肝、脾經。長於補血，為補血之「聖藥」。以當歸配伍川芎、芍藥、熟地黃組成的四物湯，既為補血之要方，亦為婦科調經的基礎方。用於治療血虛萎黃、心悸失眠、月經不調、經閉、痛經等。

《本草備要》中說它「血虛能補，血枯能潤」，所以對氣血生化不足，或氣血運行遲緩，以及血虛導致的腸燥便祕者，有良好的潤腸通便作用。

當歸還可用於虛寒性腹痛、跌打損傷、癰疽瘡瘍、風寒痹痛等。當歸配伍桂枝、芍藥、生薑等，可治療血虛血瘀寒凝之腹痛。

當歸生薑羊肉湯：
此湯具有很強的
溫中補血作用，
適合氣血虛弱的
女性，及產後血
虛的產婦喝這道
湯。具體做法是
當歸20克，生薑
30克，羊肉500
克；羊肉洗淨，切
成大塊，焯水撈
出，用溫水洗去浮
沫，砂鍋內放入洗
淨的當歸、生薑、
羊肉，大火煮沸
後，轉小火煮2個
小時，加鹽調味
即可。

如當歸生薑羊肉湯。與乳香、沒藥（按：又稱作末藥、製沒藥，能活血、化瘀、止痛、健胃）、桃仁、紅花等同用，治療跌打損傷、瘀血作痛，如復元活血湯。與金銀花、赤芍、天花粉等藥同用，治療瘡瘍初起，腫脹疼痛，如仙方活命飲。還可用於風寒痹痛、肢體麻木，常與羌活、防風、黃耆等同用，如蠲（音同捐）痹湯。

由於當歸的功用多，因此有句俗語形容當歸「十方九歸」，可見當歸的應用之廣。

當歸的應用

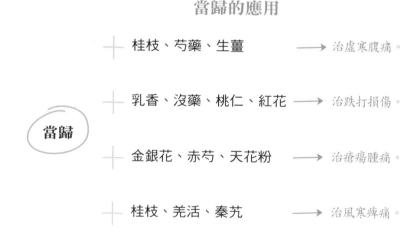

當歸

+ 桂枝、芍藥、生薑 —→ 治虛寒腹痛。

+ 乳香、沒藥、桃仁、紅花 —→ 治跌打損傷。

+ 金銀花、赤芍、天花粉 —→ 治瘡瘍腫痛。

+ 桂枝、羌活、秦艽 —→ 治風寒痹痛。

第十六章
生活裡可以作為中藥的東西

中醫學認為藥食同源，意思是說許多食材，既是食物也是藥物，能夠防治疾病。在《神農本草經》記載了許多藥食同源的中藥。《素問·四氣調神大論》也說「不治已病治未病，不治已亂治未亂」，提出「治未病」思想，並闡明其重要性。「治未病」思想其實就是藥食同源思想的具體體現，是藥食同源理論和實踐相結合的產物。

> 空腹食之為食物，患者食之為藥物。
>
> ——《黃帝內經太素》

在古代，人們在尋找食物的過程中，發現了各種食物和藥物的性味和功效，認識到許多食物可以藥用，許多藥物也可以食用，兩者之間很難嚴格區分。「藥食同源，藥食同功」，藥食兩用資源不僅具有營養功能，同時兼有不同的保健作用，如紫蘇為常用中藥，又能解魚蟹毒，是吃生魚片必不可少的佐物。

遠古時代「燧人氏」已經學會鑽木取火，並用火將食物「炮生為熟」，改變了茹毛飲血的飲食習慣，預防了一些腸胃疾病的發生。可見人類從會使用火炮製食物開始，就知道了食物能治病的道理，就已經有了食療養生的概念雛形。

治未病：是中醫裡非常前衛的思想，從字面的意思看是治療未發生的疾病，也就是通過日常飲食調理養生預防疾病的發生，這是預防醫學最早的概念雛形。

紫蘇葉藥食兩用

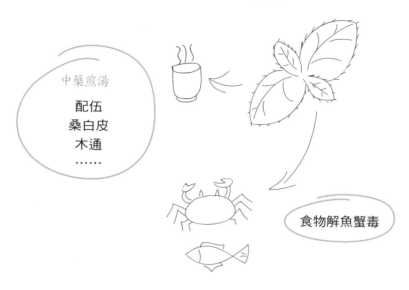

中藥煎湯

配伍
桑白皮
木通
……

食物解魚蟹毒

海帶，祛痰消腫，減肥補碘

　　海帶，為海帶科植物海帶（Laminaria japonica Aresch）或翅藻科植物昆布（Ecklonia kurome Okam）的乾燥葉狀體。夏、秋兩季採撈，晒乾。

- 性味與歸經：鹹，寒。歸肝、胃、腎經。
- 功能與主治：消痰軟堅散結，利水消腫。

　　海帶又稱昆布，是人們日常食用的一種食材，是一種傳統的海洋中藥。海帶味道鮮美、營養豐富、食療皆宜，深受人們青睞。在中國有較悠久的食用歷史，一千四百多年前，中國古代人民就逐漸對海帶的食用性能有所認識，《本草經疏》、《本草匯》及《食療本草》中均有記載。

> 昆布，鹹能軟堅。
>
> ——《本草經疏》
>
> 昆布之性，雄於海藻，噎症恆用之，蓋取其祛老痰也。
>
> ——《本草匯》
>
> 昆布下氣，久服瘦人。
>
> ——《食療本草》

以上文獻表明海帶具有祛痰、消腫、減肥的作用。隨著現代化學、醫學及營養學的發展，對海帶的保健功能有了更進一步的認識。

碘是人體必需的微量元素，而海帶是一種含碘豐富的生物資源，研究發現，海帶所含的碘，具有不同於無機碘的獨特補碘特性，在治療和預防中國山區典型的缺碘性疾病，防治甲狀腺腫大（俗稱人脖子病）起到了重要作用。海帶中還含有豐富的膳食纖維，可促進腸蠕動，使大便通暢，防止便祕。

綜上所述，海帶是一種應用價值高、且價格實惠的藥食兩用中藥。

碘：現代醫學研究進一步表明，海帶中除了富含碘，還含有甘露醇、褐藻膠、褐藻糖膠等功能性物質，以及人體所需的硒、鈷、鉻等微量元素，具有降血壓、降血糖、調血脂、抗血栓、抗腫瘤、抗疲勞、耐缺氧、延緩衰老、增強人體免疫力的功能。

山藥,補虛健脾,脾虛救星

山藥為薯蕷科植物薯蕷(Dioscorea opposita Thunb)的乾燥根莖。各地多有栽培,其中又以河南產者最好。以身幹堅實、粉性足、色潔白、味微酸者為佳。

- 性味與歸經:甘,平。歸脾、肺、腎經。
- 功能與主治:補脾養胃,生津益肺,補腎澀精。用於脾虛食少,久瀉不止,肺虛喘咳,腎虛遺精,帶下,尿頻,虛熱消渴。

山藥最初記載於《神農本草經》,名薯蕷,並被列為上品。

> 主傷中,補虛羸(音同雷),除寒邪熱氣,補中益氣力,長肌肉。
>
> ——《神農本草經》

虛羸:即虛弱,中醫形容病人體虛,其實虛羸是一種泛指,包含氣虛、血虛、氣血兩虛、陰虛、陽虛、陰陽俱虛等,需要臨床辨證,才能決定是何種虛、要如何補。

李時珍在《本草綱目》中將其功用概括為「益腎氣,健脾胃,止泄痢,化痰涎,潤皮毛」五個主要方面。

山藥性溫味甘,溫補而不驟,微香而不燥,是藥食兼用的佳品。臨床上可用於治療脾胃虛弱證,增強小腸吸收能力。還具有調節免疫功能、改善消化功能、降血糖、降血脂、延緩衰老、抗腫瘤、抗突變、促進腎臟再生修復等功能。

山藥還可製成山藥片、山藥罐頭、山藥粉等產品。另外，山藥粥、山藥麵、山藥羊肉湯、拔絲山藥、山藥燴時蔬等，也都是簡便易行的山藥烹製法。家中可以常煮些山藥粥，能夠治療脾虛食少、腹瀉、消瘦。

大棗，補氣養血，婦人良品

大棗是鼠李科植物棗（Ziziphus jujuba Mill）的乾燥成熟果實。又名紅棗。秋季果實成熟時採收，晒乾。

- 性味與歸經：甘，溫。歸脾、胃、心經。
- 功能與主治：補中益氣，養血安神。用於脾虛食少，乏力便溏，婦人臟躁。

> 紅棗味甘，性溫，為補脾胃要藥，能潤心肺，補五臟，豐肌肉，悅顏色，生津液，治虛損……其甘能補中，溫能益氣。
>
> ——《本草求真》

大棗歷來為補養佳品。女性狂躁抑鬱，心神不寧等，飲用甘麥大棗湯（由大棗、甘草、小麥製成），即可起到養血安神、疏肝解鬱的功效。

大棗還常被用於藥性劇烈的藥方中，以減少烈性藥的副作用，並保護正氣。如「十棗湯」中，用大棗緩解甘遂、大戟、芫花等瀉藥的毒性，保護脾胃不受傷害。

臟躁：婦女精神憂鬱、煩躁不寧、無故悲泣、哭笑無常、喜怒無定、呵欠頻作，不能自控者，稱臟躁。與更年期綜合徵相類似，本病發病原因多由於臟陰不足，導致虛火妄動。平素宜服滋陰潤燥之品，忌服辛苦酸辣之物，生活要有規律，避免緊張和情緒過激，保持充足的睡眠時間，心情要開朗、愉悅。必要時可配合精神心理療法。

十棗湯：為攻逐水飲的方劑，具有強烈的瀉下逐水作用，由芫花、大戟、甘遂、大棗四味藥組成。其中大棗用量最大，且以之命名，這是因為甘遂、大戟、芫花都是有毒的瀉下藥物，需要大棗緩和制約三藥的毒性，顧護脾胃。

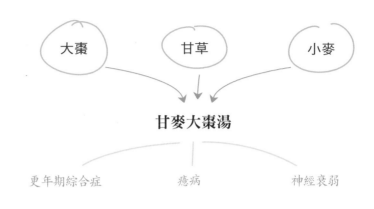

大棗甘溫補脾，入脾胃經。脾胃虛弱，腹瀉，倦怠無力的人，每日吃大棗七顆，或與黨參、白朮共用，能補中益氣，健脾胃，達到增加食欲、止瀉的功效。

優質蜂蜜：呈透明的白色、淡黃色或深黃色黏稠液體，底層可有少量結晶。將蜂蜜滴一滴在吸水性較好的紙上，如果蜂蜜透過紙，則證明有水滲入，質量不佳。

但是大棗食用過多會助生痰濕蘊熱，所以痰濕偏盛、愛上火、感冒初期、糖尿病患者最好少吃或不吃。

蜂蜜，滋潤補虛，潤腸通便

這裡說的蜂蜜為蜜蜂科昆蟲中華蜜蜂（Apis cerana Fabricius）或義大利蜂（Apis mellifera Linnaeus）所釀的蜜。春至秋季採收，濾過。

優質蜂蜜為半透明、帶光澤、濃稠的液體，白色至淡黃色或橘黃色至黃褐色，放久或遇冷漸有白色顆粒狀結晶析出。氣芳香，味極甜。

- 性味與歸經：甘，平。歸肺、脾、大腸經。
- 功能與主治：內服補中，潤燥，止痛，解毒；外用生肌斂瘡。內服用於脘腹虛痛，肺燥乾咳，腸燥便祕，解烏頭類藥毒；外治瘡瘍不斂，水火燙傷。

蜂蜜是工蜂經過唾液腺內澱粉酶作用後，而釀成的一種天然的甜味食品，具有很高的營養價值。蜂蜜作為食品可以單獨服用，還廣泛用於各種食品添加輔料。

除了作為食品，蜂蜜也是一種常用中藥。中醫認為蜂蜜性味甘平。具有<u>滋補潤肺</u>、<u>潤腸通便</u>的功效。《神農本草經》將蜂蜜列為上品，認為：「蜂蜜味甘平，主心腹邪氣、諸驚癇痙，安五臟諸不足，益氣補中、止痛解毒，除眾病合百藥，久服強志輕身，不飢不老。」明代醫家李時珍所著《本草綱目》中也有對蜂蜜相似的記載，可見蜂蜜的應用有著悠久的歷史。

蜂蜜作為保健食品，被廣泛應用。經研究證明蜂蜜含有葡萄糖、果糖、蔗糖等大量糖類，並且含大量有益的酶類、氨基酸、維生素等，具有很高的營養價值。

蜂蜜的用法

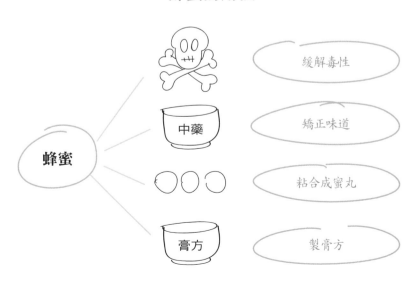

蜂蜜　中藥　膏方

緩解毒性
矯正味道
粘合成蜜丸
製膏方

滋補潤肺：蜂蜜濃稠、甜膩，具有很強的滋潤作用，又入肺經，最能潤肺。秋季天氣乾燥，容易損傷肺陰，可自製蜂蜜白梨，潤肺止咳，清熱化痰。做法是將一個白梨洗淨，從上部切開一個三角形的口子，掏出梨核，填入蜂蜜，放入蒸鍋中蒸熟即可。

潤腸通便：蜂蜜質地滋潤，入大腸經，能潤滑大腸，通暢大便，最簡單的做法，就是每天晨起喝杯溫水泡蜂蜜，有很好的潤腸通便功效。蜂蜜中含有多種酶，不能用沸水沖泡，最好不要用超攝氏40度的溫水。

蜂蜜也能當成中藥炮製輔料。追溯到一千八百多年前（漢代），張仲景所著《金匱要略》中，就有蜜水炮製烏頭的記載。中國第一部炮製專著，由雷斅所著的《雷公炮炙論》中也有關於蜂蜜炮製的論述。蜂蜜在現代製藥中主要作為輔料對藥材進行炮製和蜜丸、膏方製作。

古人很早就發現用蜜炙中藥飲片可增強潤肺止咳、補中益氣、緩和藥性的作用，並在多年的臨床應用實踐中證明療效是肯定的，目前藥典收載蜜製品種已達四十餘種。蜂蜜用於中藥蜜丸輔料，協同主藥，起到增強療效的作用，另外還是蜜丸成形重要的黏合劑和矯味劑。

藕節，涼血止血，滋陰蔬菜

本品為睡蓮科植物蓮（Nelumbo nucifera Gaertn）的乾燥根莖節部。秋、冬兩季採挖根莖（藕），切取節部，洗淨，晒乾。

- 性味與歸經：甘、澀、平。歸肝、肺、胃經。
- 功能與主治：收斂止血，化瘀。用於吐血，咯血，衄血，尿血，崩漏。

蓮藕又名芙蓉、荷、藕等，原產亞洲南部，為多年水生草本植物，在中國約有三千多年栽培史，且各地都有種植，長江流域以南栽培較多，除水田外，還廣泛利用低窪田，池塘和湖蕩種植。以肥嫩根狀莖供食用，是中國重要

的水生蔬菜。

藕的效用

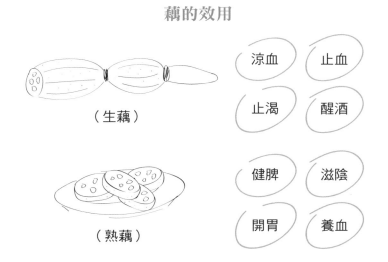

（生藕）

涼血　止血

止渴　醒酒

（熟藕）

健脾　滋陰

開胃　養血

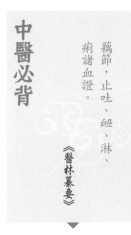

中醫必背

藕節，止吐、衄、淋、痢諸血證。

《醫林纂要》

▼

藕節的功能是清熱涼血、止血，血證皆可治療。生活中如果出現鼻出血，可用藕節搗汁飲，並滴鼻中，可止鼻血。

滋陰：蓮藕熟食有很好的滋陰作用，豬肉可以滋陰潤燥，再加入蓮藕，煮成湯，特別滋陰。古時候打鐵匠大夏天在火爐邊也不上火，就是靠喝這個湯。

據《本草綱目》等記載，蓮藕生食能清熱涼血、散瘀、止血、止渴、醒酒，熟食可養血、開胃、健脾、益氣、滋陰、止瀉、生肌等，是一種藥食同源的食物。蓮藕色白、質脆、味甜，集營養和藥用於一體，自古以來就是人們所喜愛的一種水生蔬菜。

藕節有兩種炮製方法，一種是生品藕節，取原藥材，除去雜質，洗淨，乾燥；另一種稱為藕節炭，取淨藕節，置熱鍋內，用武火加熱，炒至表面黑褐色或焦黑色，內部呈現黃褐色或棕褐色，噴淋少許清水，熄滅火星，取出，晾乾。

生品藕節能止血不留瘀，用於吐血、咯血等出血症，尤適於突然的出血。藕節炭澀性增強，收澀止血，多用於虛寒的慢性出血反覆不止。

藕既可經炒、煮、蒸、煨等做成各種佳餚，如拔絲藕片、夾肉藕、糖醋藕片、栗子蓮藕湯、糯米藕、蜜汁糖藕等，又可加工成藕粉、藕汁、蜜餞、罐頭等食品，確實是一種不可多得的美食。再加上本身的藥用價值，可稱得上是完美。

生薑，溫中散寒，養生調料

生薑為薑科植物薑（Zingiber officinale Rose）的新鮮根莖。秋、冬兩季採挖，除去鬚根和泥沙。

- 性味與歸經：辛，微溫。歸肺、脾、胃經。
- 功能與主治：解表散寒，溫中止嘔，化痰止咳，<u>解魚蟹毒</u>。用於風寒感冒、胃寒嘔吐、寒痰咳嗽，或是魚蟹中毒。

生薑既是民間普遍使用的調味料，又是一種傳統中藥。生薑在中國長期大量種植，原材料來源豐富。

解魚蟹毒：魚蟹海鮮性寒涼，多食易腹痛腹瀉，長期食用還會造成脾胃虛寒，生薑能解魚蟹毒，又性溫熱，能中和魚蟹的寒涼之性，所以在烹飪魚蟹海鮮時，最好用生薑調味中和，或在蘸料中加入薑絲，或者喝一點薑酒暖胃護胃。

薑的作用

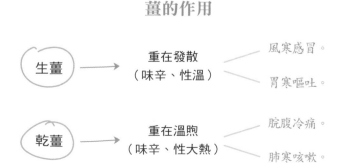

生薑 → 重在發散（味辛、性溫） ── 風寒感冒。
　　　　　　　　　　　　　　　── 胃寒嘔吐。

乾薑 → 重在溫煦（味辛、性大熱） ── 脘腹冷痛。
　　　　　　　　　　　　　　　── 肺寒咳嗽。

薑的乾燥品——乾薑，始載於《神農本草經》，《名醫別錄》另立生薑，與乾薑區分入藥。生薑有散寒解表、降逆止嘔、化痰止咳的功效，適用於風寒感冒、惡寒發熱、頭痛鼻塞、嘔吐、痰飲喘咳、脹滿、泄瀉。生薑還能解半夏、厚朴的毒性。

現代藥理研究表明生薑具有抗氧化、改善脂質代謝、降血脂、改善心腦血管系統功能、防輻射、抗炎、抗微生物、抗腫瘤、降血糖等作用。

按中醫理論，生薑還是助陽之品，自古以來中醫素有「男子不可百日無薑」之語。宋代詩人蘇軾在《東坡雜記》中記述杭州錢塘淨慈寺八十多歲的老和尚，面色童相，「自言服生薑40年，故不老」。傳說白娘子盜仙草救許仙，此仙草就是生薑芽。生薑還有個別名叫「還魂草」，而薑湯也叫「還魂湯」。

吃什麼？什麼時候吃？看自然規律

千百年來人類遊弋奔藏，不是為遊覽地球上的山光水色，而是尋找能為生命延續提供食物的地方。部落與部落的相鬥，國家與國家的戰爭，終極目的，也都只是為了賴以果腹生存的食物。

飲食藉以養生，而不知物性有相反相忌，叢然雜進，輕則五內不和，重則立興禍患，是養生者亦未嘗不害生也。人法地，地法天，天法道，道法自然。人是三才之

《名醫別錄》：為漢末時期的藥學專著，針對《神農本草經》的基礎內容有做補充，又補記365種新藥物，分別記述其性味、有毒無毒、功效主治、七情忌宜、產地等。經過歷代醫家陸續匯集，故稱為《名醫別錄》。

男子不可百日無薑：現代研究發現薑具能調節男性前列腺，可治療中老年男性前列腺疾病以及性功能障礙，因此，薑常被用於男性保健。體質虛寒的男性可以經常含服鮮薑片，振奮人體陽氣。

五內不和：五內，指五臟。五臟全賴食物精氣充養，飲食不節，進食食物全無章法，隨心所欲，必然損傷臟腑。

中醫必背

不時不食。

《論語》

▼

孔子雖然是食不厭精的美食家，但他也明確的提出不時不食，意思是吃東西要應時令、按季節，到什麼時候吃什麼東西。比如，立春要吃蘿蔔，謂之「咬春」；五月不僅要吃粽子，還要吃新玉米；六、七月份吃西瓜、葡萄等。

一，生於土，葬於土，必然要法天法道。那麼，作為人類生活必不可少的飲食，更是要遵循天道，效法自然。

因此自古以來，不同時期的賢人哲士，都特別強調人的吃喝應該和宇宙節律協調同步，什麼時候吃喝，什麼季節吃什麼，都要遵循自然規律。《禮記·月令》認為，如果違背這些規律任意吃喝，身體很有可能就會出問題。

藥食同源為合理營養和均衡飲食打下了理論和實踐的基礎，將中國飲食提升為科學、健康、個性化的保健飲食。比如中藥保健食品，是兼有藥物功效和食品美味的特殊膳食，它可以使食用者得到美食享受，又在享受中，使其身體得到滋補，疾病得到預防、治療。

一般來說，人們不會太去在意吃的食物有什麼作用，大多是隨著自己喜好去吃。其中有一部分人的飲食不健康，再加上現代生活節奏的加快，處在亞健康狀態的人越來越多。

了解並選擇食物，才是促進健康的最好方式，大家可以從中藥飲食養生的角度出發，去調節自己的身體狀態，對自己的健康負責。

第十七章
怎麼看懂方劑
——君臣佐使

　　我們找中醫看病，常常隨口而出：「找中醫開個方子吧。」這裡的方是指處方，也就是指治病的藥方，重點在藥上。但是對於中醫來講，重點不僅僅在於藥，還在於藥方的方。對中醫而言，方的含義遠遠超越普通人所理解的，中醫稱之為**方劑，具體是什麼呢？**

　　《說文解字》：「方，並船也。」方，原本的意思是兩隻船並排。

　　《詩經·谷風》：「就其深矣，方之舟之」也是這個意思。後來，「方」用於中醫，也借用了它的本義，表示**兩藥甚至多藥相並使用。**

　　在一般情況下，中醫的藥方至少由兩味藥組成，這時的方屬於狹義之方，專指藥方。生活中，我們常能聽到這些名稱——針灸方、按摩方等，便是廣義的方了，它們只是借鑑了藥方蘊含的理法，合併看病處方這一形式，也就有了方名。

　　狹義之方就是我們常說的按方抓藥的藥方，有了它就可以抓藥，然而抓藥之後如何服用呢？

就其深矣，方之舟之：《詩經》中講述婦女處理家事，如果河流深廣，就坐船到對岸，如果河流水淺，就游過去。比喻做事要分清難易程度，採取不同的辦法。其中舟即獨木舟，方即將竹筏舟並在一起，組成更大的竹筏舟。所以方劑中多味藥組合在一起就像竹筏並列，齊頭並進，共同發揮作用。

　　熬藥，或許是最常聽到的藥方了，影視劇裡常常有這樣的情景：親人辛辛苦苦的為病人熬上一碗湯藥。這就是屬於處方中的煎湯服法，也就是湯劑。

　　除此之外，我們還常常聽到的有丸劑、膏劑、散劑等，比如說六味地黃丸、十全大補膏、逍遙散等。這就是「劑」，意思就是經過加工形成的製劑。

　　《說文解字》解釋：「劑，齊也。」早期劑寫作齊，即是指藥劑。隨著中醫史的發展，「方劑」一詞才漸漸連用，先見於諸史書，醫書首載於北宋的《聖濟總錄》，如「然則裁制方劑者，固宜深思之熟計之也」。

中藥製劑

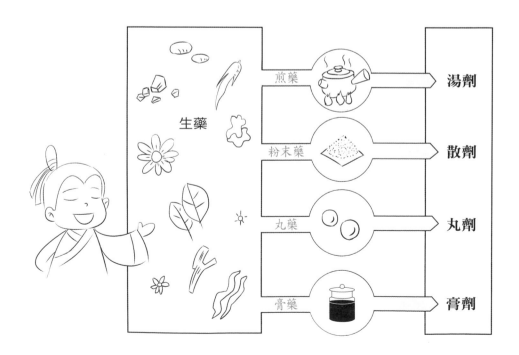

「湯液」則是方劑出現之前的代稱，傳說由商朝初期伊尹所創。伊尹著有《湯液經法》，為中醫湯液之祖，只是這本書並沒有流傳下來，如果確有其書的話，它應該就是一部方書。

「方」重在藥物的組合，「劑」重在藥方的調製。所以，一首完整的方包括兩個部分——藥方與藥劑，中醫稱為方劑。生活中，我們口中說找中醫開個方，那就是方劑的簡稱。

中國歷代醫書

我們可以透過歷代醫書，了解有多少方劑流傳下來。

在現有收錄方劑數目最多的方書《中醫方劑大辭典》，記錄了從秦漢開始到 1986 年有名的方劑，共 96,592 首，近十萬首方劑，這還只是有名稱的，如果再算上那些無名方，總數更是龐大，難以估量。中醫古籍汗牛充棟，據《中國醫籍通考》統計，先秦至清代專門用於記載方劑的醫書，共計 3,538 種，占全部中醫古籍的五分之一。在歷史發展的各個時期，有重要意義的代表方書有哪些呢？

現存最早的醫方書——《五十二病方》。成書於約西元前 500 年的先秦時期，載方 283 首，治病 52 種，所以稱《五十二病方》。這部方書於 1973 年末在湖南長沙馬王堆三號墓出土。

> 伊尹：伊是他的姓，一說名摯，為商朝的丞相。他是中華廚祖，也是中醫方劑的創始人，他將功能相同或相近的藥物放在一起煎煮，由此誕生了中藥複方，即方劑。煮出的湯液的療效優於單味藥，因此有「伊尹制湯液而始有方劑」一說。並著有《湯液經法》一書，奠定了中醫方劑學的基礎。

六氣淫勝：是針
對六氣即風、寒、
暑、濕、燥、火的
勝復（五運六氣）
來製定方劑的方
法，也是《黃帝內
經》中提出的組方
規律之一，二旦
湯、四神湯就是
根據六氣淫勝制
定的方劑。

單驗方：一般是
由一味或幾味較
少的中草藥組成，
最初人們常用單
味藥治病。取材
簡便，是勞動人
民在長期生產生
活中總結出的經
驗，比如用車前
草煮水治療小便
脹痛。艾葉、蔥白
搗爛，用白酒炒熱
敷臍上，治腹瀉、
腹痛。

秦漢時期成書的《黃帝內經》記載治法，提出方劑君臣佐使、五味、六氣淫勝等組方原則，載方 13 首，有湯、丸、膏、丹、酒等劑型。

東漢末年張仲景著《傷寒雜病論》，後分為《傷寒論》與《金匱要略》兩書，共載方劑 269 首，後世稱為「經方之祖」。書中記載的方劑，大多一直沿用至今，療效顯著。

隋唐時期，藥王孫思邈編纂《千金要方》和《千金翼方》，分別載方五千三百餘首和兩千餘首，收集了唐代之前醫家方劑和大量的民間單驗方，並收錄國內外其他民族醫方。

唐天寶 11 年（西元 752 年），王燾撰寫《外台秘要》，收錄方劑六千餘首。

《千金要方》、《千金翼方》、《外台秘要》為隋唐時期方書之大成者。

992 年，宋太宗敕令王懷隱等人集體編纂的《太平聖惠方》成書，總共記載 16,834 首方，是對宋以前醫方的一次總結。

1107 年，中國第一本成藥典《太平惠民和劑局方》刊行，載方 788 首。

1111 年，宋徽宗趙佶（音同吉）詔令由政府組織醫家編纂大型方書《聖濟總錄》，於 1117 年成書，載方將近兩萬首。

1156 年，金朝時期成無己撰《傷寒明理論》，為第一

部專門剖析方劑理論的醫書。

　　1390 年，明成祖第五子周定王朱橚（音同速）主持編寫《普濟方》，於 1406 年成書，共 168 卷，載方 61,739 首，為中國現存古代最大的一部方書。

　　1996 年，南京彭懷仁主編《中醫方劑大辭典》，收錄 1986 年之前的有名方劑，共 96,592 首。

各個時期的方書代表作

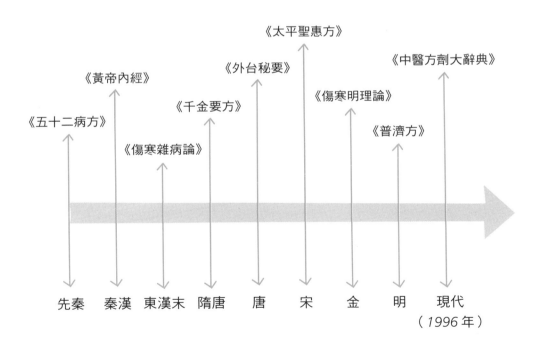

可以看出，中醫的方劑不僅數量龐大，而且隨著歷史的發展，還在不斷增長，如今有名的方劑也許已經難以統計其數目。對每一個想學習中醫、方劑的人來說，面對如此宏大的方劑體系，恐怕還沒開始就已經望而生畏了。但是，也不必過度擔心，雖然中醫方劑早期是經驗用方為主，然而經過兩千多年的發展，早就形成了一套完整的理論系統。

方劑組方的一大理論就是君臣佐使，了解了它就能知道中醫處方的規律和祕密，掌握了它，就能動手開出有效的方劑。

組方原則——君臣佐使

君臣佐使的組方原則，起源於中醫的四大經典之一的《黃帝內經》。

> 帝曰：善。方制君臣，何謂也？
> 岐伯曰：主病之謂君，佐君之謂臣，應臣之謂使。
> ——《素問·至真要大論》

這段話講的是，有一天黃帝問他的大臣岐伯說：「制方時所講的君臣是什麼意思呢？」岐伯回答說：「主治這個病的就是君藥，幫助君藥治療主症的就是臣藥，而配合臣藥，順應臣藥的是使藥。」

　　君指君王，至高無上，臣為大臣，輔佐君王，而使是僚使，順應著大臣，他們的身分和能力有高低之別、大小之分，把這種關係應用到處方原則上來，就把制方的原則簡明扼要講清楚了：制方原來是按照病症主次輕重來對應開藥的，並且講究各藥之間的配合以便發揮最大的作用，達到最好的效果。

　　只是，在這個時候，只有君、臣、使的概念，後來隨著中醫的發展，才把「佐」補充了進去，發展成獨立的方劑組方原則──君、臣、佐、使。它的內涵也相應的擴展加深了。

方劑的君臣佐使

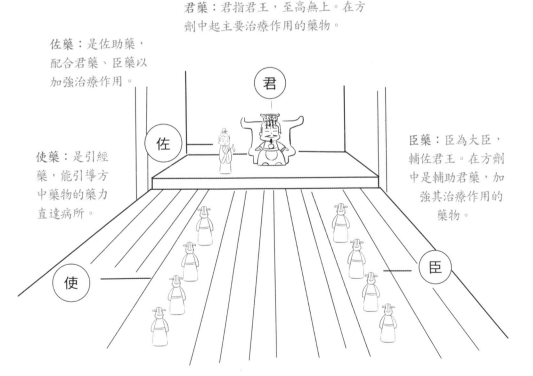

君藥：君指君王，至高無上。在方劑中起主要治療作用的藥物。

佐藥：是佐助藥，配合君藥、臣藥以加強治療作用。

使藥：是引經藥，能引導方中藥物的藥力直達病所。

臣藥：臣為大臣，輔佐君王。在方劑中是輔助君藥，加強其治療作用的藥物。

張元素：字潔古，是金元時期中醫「易水學派」的創始人，以臟腑辨證和扶養胃氣為其理論特色，《醫學啟源》、《臟腑標本寒熱虛實用藥式》最能反映學術觀點。

金元時期的醫家張元素提出「力大者為君」，這一觀點得到他徒弟補土派醫家李東垣的有力傳承。他在《脾胃論》裡說「力大者為君」、「君藥分量最多，臣藥次之，使藥又次之」，意思就是作為君藥，用量最大，力量就大，才起主要作用。並且他還強調，臣藥用量不可大於君藥，不能亂了次序。

那君臣佐使具體是如何配合發揮作用的呢？為了說清這個問題，我們不妨結合一首典型的方劑來解釋。

麻黃湯是中醫經典的方劑，流傳了近兩千年，至今仍在臨床上廣泛應用。它主治傷寒感冒病，人受了寒後，症狀主要有：頭痛發熱、身疼腰痛、骨節疼痛、惡風怕冷、無汗而喘。用藥共四味：麻黃、桂枝、杏仁和炙甘草。

麻黃湯：原方中麻黃去節，是因為麻黃節能斂汗，會影響發汗的效果。杏仁去皮尖，此處所用杏仁並非我們常拿來吃的甜杏仁，而是苦杏仁，苦杏仁的皮尖有毒，入藥時應去除，減輕毒性。

> 太陽病，頭痛發熱，身疼腰痛，骨節疼痛，惡風，無汗而喘者，麻黃湯主之。
>
> 麻黃（三兩，去節）、桂枝（二兩，去皮）、甘草（一兩，炙）、杏仁（七十個，去皮尖〔註：杏仁七十個，二兩多，此處按二兩算〕）。
>
> ——《傷寒論》

在這首方裡，麻黃是君藥，桂枝是臣藥，杏仁是佐藥，而炙甘草就是使藥。為什麼這麼解析呢？為了說明這首方，還得先談談為什麼傷寒感冒適合飲用麻黃湯。

麻黃湯的組成

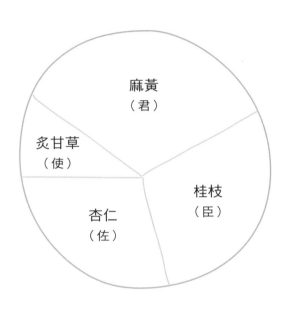

在中醫看來，傷寒型的感冒，主要是因為人體感受了外來的寒邪，而致肌表閉塞，寒邪鬱閉於內和正氣相戰，導致一系列的病症：發熱、頭痛、身痛、腰痛、骨節疼痛、惡風、無汗及喘。

這好比一個國家突然遭遇了一股彪悍的外敵入侵，敵人以極快的速度突破最外層的防線沖了進來，他們燒殺搶掠，無惡不做，導致城市毀壞，民生混亂。這時國家調動武裝力量與他們戰鬥，希望全殲敵軍，同時還會積極布置加強邊防，防止敵人的外援裡應外合，所以戰鬥在國內激烈的進行，破壞自然難免。國家遭受了損失，千瘡百孔，就像生病了一般。

事實上，孤軍深入的敵人也一心想要存活下來，他們

肌表閉塞：指寒性收引，寒邪侵入體表，體表的汗孔遇冷收縮關閉，寒邪就不能從汗孔出來，只能與正氣相爭，表現出無汗惡寒的症狀。所以治療傷寒感冒就是要打開汗孔，將體內的寒邪發散出去，重用麻黃、桂枝等發散風寒的藥物。

傷寒感冒的發病機制

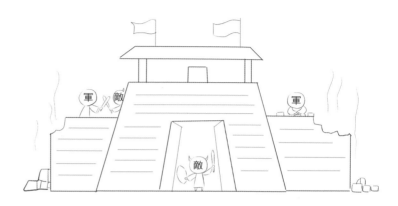

寒邪是敵軍，攻入城內，與城內軍隊激烈戰鬥，城內軍隊一邊
戰鬥，一邊鞏固城牆，但是城內還是遭到了嚴重的破壞。

一邊與軍隊周旋，一邊尋找突破口，突圍了便能活下去。敵人越挫越勇，越來頑強，數量雖被削減，但破壞力卻更加強大。

這就是嚴重的傷寒型感冒，發病迅猛且症狀明顯，表現就是一發病就高熱頭痛、渾身疼痛、無汗怕冷。得了這種感冒，人會萎靡不振。

為了盡可能降低傷亡損失，只好打開防線，讓敵軍逃走。這也是治療傷寒感冒的方法，與其閉門留寇，得不償失，不如驅賊外出，扶助正氣，休養生息。如果明白這些內容，為什麼選用麻黃湯就好理解了。

首先，麻黃這味藥，味辛、微苦、性溫，能發汗解表，同時還能平喘、利水。驅邪外出一個重要的方法就是發汗法，中醫簡稱為汗法。能促使人發汗的中藥有很多，

汗法：為中醫八法之一，用辛散的藥物，促使人體發汗的方法，根據寒熱病邪的不同，分為辛溫發汗和辛涼發汗兩大類。其他七法分別是吐、下、和、溫、清、消、補。

麻黃就是其中一味猛藥。所以在這首方裡，麻黃當就是君藥了，因為它發汗力量大，既能針對無汗、怕冷、疼痛、喘等症狀，又能恰對傷寒表實發病的機理。

其次，桂枝，也是辛溫發汗的常用藥。它味辛、微甘，性溫，能發汗解表，也能溫經通陽。發汗力不如麻黃，所以可以很明顯的看出來，桂枝是來輔助麻黃發汗驅邪的。所以桂枝是臣藥。

有了針對病機的藥跟發汗止痛的藥，還有喘怎麼辦呢？這時用到了杏仁。杏仁苦、微溫，能止咳平喘。在這個方裡，麻黃雖然也能宣肺平喘，但它主宣肺且力度不足，需要用杏仁前來輔助。所以它的位置是佐使的佐，輔助君藥麻黃和臣藥桂枝。

按上面道理來說，治療這個病有這三味藥就夠了。為什麼還要用到炙甘草呢？因為炙甘草味甘，性微溫。它在這個藥方裡的作用，主要是調和藥性、緩和藥性。麻黃和桂枝都以辛溫向外發散、向上宣通為主，而杏仁則是向下降氣為主，所以這三味藥組成一首方後，用力方向矛盾，既然矛盾又不能拆散，於是用炙甘草使整個方趨於和諧，更利於治病。

除此之外，炙甘草還能緩和麻黃、桂枝辛溫的烈性，防止發汗太過反倒傷了正氣。炙甘草，看似沒用，卻獨具其功，它的位置就是佐使的使，主要用來調和整方。

桂枝：辛溫，也能發汗，但是作用明顯比麻黃溫柔很多，與其說是迫汗外出，不如說是調和肌表，讓毛孔腠理功能恢復正常排汗，所以表實證、表虛證都能用。

調和藥性：是甘草特有的功效，它能使各藥協調一致，共同發揮作用，所以又叫「國老」，國老為國家重臣，能幫助調和君臣、臣使之間的關係。

緩和藥性：甘草味甘，中醫裡認為甘則能緩，緩就是能緩和、減弱藥物的烈性，防止烈性藥物損傷人體的正氣，得不償失。此外，緩還有緩急止痛的功效。

中醫必背

左金黃連與吳萸，脅痛吞酸悉能醫，

再加芍藥名戊己，專治瀉痢痛在臍。

左金丸方中僅有兩味中藥組成，分別是黃連和吳茱萸，善於治療肝火犯胃引起的脅肋脹痛、嘔吐、吞酸、胃部灼熱。而黃連既能清肝火，又能清胃火，但是黃連苦寒呆滯，配合辛熱、直入肝經的吳茱萸，可助黃連降逆止嘔，兩者一寒一熱，相輔相成。另外兩者的用量比例是固定的，黃連與吳茱萸的比例為6:1。

麻黃湯方解

```
        發汗解表
        平喘利水
            │
          麻黃
   ┌────────┼────────┐
  桂枝      杏仁     炙甘草
   │         │         │
 發汗解表、  宣肺、   調和諸藥、
 驅邪外出   止咳平喘  緩和發汗、
 ……        ……      以免耗傷正氣
                     ……
```

　　這首簡單的麻黃湯裡，共四味藥，一藥一功，主次得當，結構分明，四藥相配，方簡效宏，能夠很好的治療傷寒感冒，對於典型的傷寒感冒，能夠做到一劑而癒。這都得力於組方的合理與精確。用君臣佐使理論來解析方劑，能夠做到持簡馭繁，同樣用它來組方治病也能簡明扼要。

　　在理解麻黃湯的基礎上，我們再來看一看君臣佐使到底有哪些內容。

君藥：針對主病或者主症起主要治療作用的藥物。

臣藥：一是輔助君藥治療主病或者主症的藥；二是針對重要兼病或者兼症的藥。

佐藥：一是佐助藥，即配合君、臣藥加強治療作用的藥；二是佐制藥，制是制約的意思，即用來消除或減弱君、臣藥的毒性，或能制約君、臣藥峻烈之性的藥；三是反佐藥，即當病重邪輕，可能拒藥時，配用與君藥性味相反而又能在治療中起作用的藥。

使藥：一是調和藥，即能調和整方諸藥作用的藥；二是引經藥，即引領方中諸藥抵達病所的藥。

在這裡要補充一點，一般來講，君藥的藥味較少，而且往往用量最大（如麻黃湯中，麻黃用量為 3 兩，比其他藥材用量多），這也是前面提到的張元素主張「力大者為君」的觀點。

君臣佐使理論可以幫助我們容易理解方劑，但是並不是每一首方劑都能用它來解釋，比如一些小方就不能，獨參湯（人參），左金丸（黃連、吳茱萸），玉屏風散（白朮、黃耆、防風）等。

拒藥：是指藥液入胃後，胃不受納，片刻即吐的現象。原因是病重邪甚，藥物猛烈，正所謂兩強相遇必相爭，邪氣太盛，必然會和大寒大熱的藥物相抗拒，造成胃氣逆亂。所以在治療時，加入一些和邪氣相類，和君藥相反的藥物，反而能幫助邪氣接納藥物，達到治療的效果。

第十八章
六大常用方劑

雖說是六大常用方劑，但是這種說法不準確，因為沒有人統計過，哪些方劑能算進「六大常用方劑」的範疇。本書主要針對初級入門的人，特選六首經典，且至今使用較多的方劑。

指四肢的精氣充養來源於胃，如果精氣不能到達四肢，那肯定是脾的輸送功能出了問題。所以說「脾主四肢」，脾胃功能差的人，往往四肢肌肉消瘦，甚至萎縮。

四君子湯──補氣之方，致中和

君子代表品德高尚的人。花中有四君子：梅、蘭、竹、菊。而中醫指的四君子包括：人參、白朮、茯苓、甘草，相伍相配就是四君子湯，然而它們並非獨自生存，而是踐行的是培育中土、生發萬物的美德。「地勢坤，君子以厚德載物」，這便是四君子湯。

在《周易》裡講坤為地，坤的品德就是「坤厚載物，德合無疆」。人體的脾胃即是坤土，作為後天之本，具有生化、受納、承載的德行。而當脾胃氣虛之時，受納及轉運的功能發生障礙，就會出現一系列症狀：**面色萎黃、四肢無力、語聲低微、食少或便溏……此時，便需要四君子湯**來健脾益氣、培土扶中了。

地勢坤，君子以厚德載物：《周易》中以乾為天、坤為地，地的形勢取法坤相，君子應該效仿大地而以敦厚的品德承載萬物。

249

人參、炙甘草、茯苓、白朮各等分。

——《太平惠民和劑局方》

方中以人參為君藥，大補元氣，健養脾胃。白朮為臣藥，苦溫燥濕健脾。茯苓甘淡滲濕健脾，為佐。白朮、茯苓合用，健脾除濕之功更強。而使以炙甘草，調和諸藥。四味中藥皆味甘而入脾，性平或微苦或微寒，相互調和，補中有瀉，補而不滯，平補不峻，共奏健脾益氣之功。

性皆平和，這又是君子另一美德——君子致中和。《中庸》：「中也者，天下之大本也；和也者，天下之達道也。致中和，天地位焉，萬物育焉。」孔子講，只有君子才能達到中和的美德，這四味藥配伍，有「致中和」之義，所以稱為君子也是名副其實。

中也者，天下之大本也；和也者，天下之達道也。致中和，天地位焉，萬物育焉：中，是天下的根本；和，是貫通天下的原則。達到中和能使天地各在其位，萬物便能孕育繁盛了。四君子湯健脾養胃，使臟腑有所養，正如天地「中和」，孕育萬物。

四君子湯方解

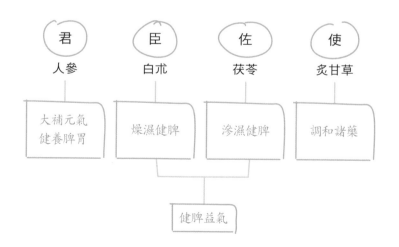

君	臣	佐	使
人參	白朮	茯苓	炙甘草
大補元氣 健養脾胃	燥濕健脾	滲濕健脾	調和諸藥

健脾益氣

四物湯──補血之方，女性之友

在調理血證方面，四物湯同樣踐行大道至簡之理，僅有四味藥組成，分別是熟地黃、白芍、當歸、川芎。四物湯有「血家百病此方宗」、「血證立法」、「調理一切血證」、「婦科第一方」等極高的聲譽。

如果說四君子湯是致中和、育萬物的謙謙君子，那四物湯便是溫柔善解的窈窕淑女了。

四物湯首次被記載於晚唐藺道人寫的《仙授理傷續斷秘方》，是一首用於治療外傷瘀血作痛的方子，直到宋代，此方被收入中國第一部國家藥典──《太平惠民和劑局方》，才得以發揚光大。到了這時，四物湯的應用已經擴展到了婦科疾病的範疇，更確定了「婦科第一方」的地位。後世提到四物湯也多首先想到《太平惠民和劑局方》的婦科諸疾，其組成也遵從藥典，即：熟地黃、當歸、白芍、川芎各等分。

《仙授理傷續斷秘方》：為唐代藺道人所傳的骨傷科專著。首次論述整骨手法，記述關節脫臼、跌打損傷、止血以及手術復位、牽引、擴創、填塞以及縫合手術操作等內容，對後世中醫骨傷科的發展影響重大。

當歸（去蘆，酒浸炒）、川芎、白芍、熟乾地黃（酒蒸）各等分。上為粗末。每服三錢，水一盞半，煎至八分，去渣，空心食前熱服。

──《仙授理傷續斷秘方》

四物湯先天稟賦之一：溫

　　四物湯裡有三味性溫：熟地黃、當歸與川芎，也就是說，四物湯先天稟賦之一便是溫和。假設氣滯血瘀時，用了寒性的藥方，因為「寒主收引、主凝滯」，可使氣滯更甚，血瘀更重。而四物湯有川芎、當歸能行血散瘀，在瘀血消散之後，新血會在溫和的環境中閃生。

　　也有人問，如果是血虛生熱呢？陰血虧虛不足以涵養陽氣，久而久之，便虛生熱，這個溫和的方子還能適應嗎？其實血虛生熱最根本原因還是血虛，如果是血虛，就可以用此方，只不過這四味藥的比例需要酌加調整。

寒主收引、主凝滯：我們都知道熱脹冷縮的原理，人體也是如此，寒冷還會減慢血液的運行，就像天氣太冷河面會結冰一樣，血液停止流動就會形成瘀血，這就是凝滯。

血虛生熱：血液屬於陰液，血液流失等於人體的陰液一直在丟失，會造成陰虛火旺的病理狀態，表現為月經不調、兩顴潮紅、夜間盜汗、心煩失眠、舌尖發紅。

四物湯的先天稟賦——溫

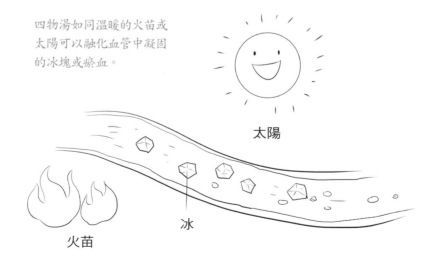

四物湯如同溫暖的火苗或太陽可以融化血管中凝固的冰塊或瘀血。

太陽

冰

火苗

四物湯先天稟賦之二：柔

四味藥之中有三味天生質柔：熟地黃、當歸和白芍，熟地黃質潤而膩，當歸甘溫質潤，而白芍味酸陰柔。熟地黃與當歸，名盛古今的補血良藥，可是白芍酸斂陰柔，有什麼妙用呢？

舉例來說，當水庫枯竭時，天然蓄水的辦法是等待降雨，大雨之後，水庫不光接收一部分雨水，也會有山水溪流到水庫裡，這時候水庫不僅要收，還得斂（聚集），不然雨水還是會旁流到其他地方。

肝就是人體藏血的水庫，血虛時最直接的辦法就是補血，在這個過程中，為了不讓肝氣亢奮，就需要白芍幫忙入肝補肝陰、柔肝體，收納陰血。

四物湯先天稟賦之三：善

四物湯是能使陰陽和合的溫柔方劑，常行補益的善事。其善行大概有：

> 沖任虛損，月水不調，崩中漏下，血瘕塊硬，發歇疼痛，妊娠宿冷，將理失宜，胎動不安，血下不止，及產後乘虛，風寒內搏，惡露不下，結生瘕聚，少腹堅痛，時作寒熱。
>
> ——《太平惠民和劑局方》

中醫必背

四物熟地歸芍芎，補血調血此方宗。
營血虛滯諸多症，加減運用貴變通。

肝體：體是指實體，肝藏血，肝的實體中血液十分豐富，血為陰，故肝體為陰；肝的功能是主疏泄，疏泄人體的氣機，稍有疏泄不及或太過，就易動風化火，所以功能屬陽，稱肝用為陽。所以我們常說「肝體陰而用陽」就是這個意思。

不論內、外、婦、兒、皮膚、五官科諸疾，凡屬血虛兼見血滯之症，皆可用本方加減治療，可獲良效。

四物湯先天稟賦之四：解

鬱則解之，滯則通之，瘀則散之。首先我們來了解川芎。這味藥可上可下、可內可外、通行十二經，四物湯中其他三味都專攻補血滋陰，努力增加血量，提高產出，而這時川芎卻在體內上竄下跳，只有消耗沒有產出，簡直在浪費人體的氣血。

人若血虛，只要補血即可，但川芎又不能補血，而且還辛散耗氣傷血，使氣血更虛。既然如此，為什麼四物湯還要用川芎呢？

簡單來說，因為川芎的作用是溫通辛散。血虛諸症，血不溫則不生，血不行則不通，所以少了川芎，就沒辦法溫氣行血，雖然在這方面當歸也可建功，不過川芎是主將，當歸只是輔助。

四物湯中一藥一法，有主有次，皆不可偏廢，四藥相伍，才得以發揮出宏大的功效。

六味地黃丸——三補三瀉，腎虛首選

即便不是中醫專業人士，也多少了解六味地黃丸的作用是補腎。這種說法乍聽之下，並不覺得有什麼不對，但要是細究的話，這方劑包含了很多內容。補腎，到底補什

麼？是怎麼補的？

　　按臟腑五行屬性來講，心屬火、肝屬木、脾屬土、肺屬金、腎屬水。腎為水臟，主藏精與封蟄，簡而言之，它的作用就是閉藏。腎是人身之精的源泉，所以需要儲存豐厚的精且封藏有術，不能輕易外泄。腎閉藏著腎陰與腎陽，如果在這方面出了問題，會有什麼樣的後果呢？

　　腎陰虧虛：神疲乏力，腰膝痠軟，耳鳴耳聾，手足心熱，舌紅，脈沉細。

　　腎陽虧虛：腰膝痠軟，畏寒怕冷，夜尿頻多，舌淡苔白，脈沉細無力。

　　面對腎虛時，第一步要做的就是，**辨別腎陰虛還是腎陽虛，分辨清楚後，再選擇相對應的藥方就好了。腎陰虛對應的藥方是六味地黃丸，腎陽虛則用金匱腎氣丸。**

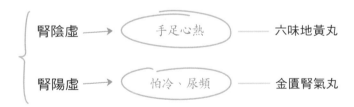

六味地黃丸的源流

　　六味地黃丸出自宋代兒科專著《小兒藥證直訣》，主要治療：

　　一、因病引起嗓音低弱；

　　二、囟門不能閉合；

封蟄：蟄，是指動物冬眠蟄伏起來，不吃不動。腎的功能與此相似，腎中貯藏著人體的先天和後天之精氣。動物冬眠時，最重要的是儲存能量，並減少能量的消耗，腎也是如此，腎中的精氣最好是儲存起來，不要輕易的洩漏出去。

三、精神低迷不振；

四、眼睛鞏膜比例過大而虹膜比例過小；

五、面色䀮（音同晃）白。

這些症狀都有一個原因是腎虛。我們再來看看這首方的組成：

> 熟地黃八錢 山萸肉、乾山藥各四錢 澤瀉、牡丹皮、白茯苓（去皮）各三錢。上為末，煉蜜為丸，如梧桐子大。每服三丸，空心溫水化下。
>
> ——《小兒藥證直訣》

共有六味藥：熟地黃、山萸肉、山藥、澤瀉、牡丹皮和茯苓，它們的比例是 8：4：4：3：3：3。而這個比例經過千百年的檢驗，已證實其療效顯著。六味地黃丸出自於兒科專著，主治兒科腎虛之病，雖是如此，後世醫家並沒有局限於此，經過對其在臨床上的不斷擴展與發揮，六味地黃丸得以廣泛用於各科之病。方義分析：

「本方重用熟地黃滋陰補腎、填精益髓，是君藥。山萸肉補養肝腎，並能澀精；山藥補益脾陰，亦能固腎，共為臣藥。三藥能同時補腎肝脾，是為『三補』。澤瀉利濕而泄腎濁，茯苓淡滲脾濕，牡丹皮清泄虛熱，三藥共為佐藥，是為『三泄』。」

䀮白：就是蒼白，已經明顯偏離了正常膚色的白色，如白牆一般的白色。主要是由於血虛、陽虛、寒證所致。

六味地黃丸中的藥物比例

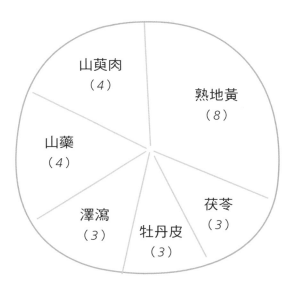

山萸肉
（4）

熟地黃
（8）

山藥
（4）

澤瀉
（3）

牡丹皮
（3）

茯苓
（3）

六味地黃丸中的三補三瀉

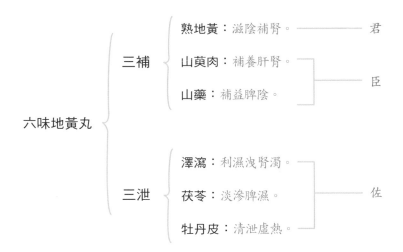

六味地黃丸

三補
- 熟地黃：滋陰補腎。————君
- 山萸肉：補養肝腎。————臣
- 山藥：補益脾陰。

三瀉
- 澤瀉：利濕洩腎濁。————佐
- 茯苓：淡滲脾濕。
- 牡丹皮：清泄虛熱。

清朝乾隆年間，蘇州醫學家王子接在《絳雪園古方選注》中指出什麼是六味。除了指藥有六種，也是指藥物有苦、酸、甘、鹹、辛、淡這六種味道。六味藥對應的臟腑，並補足全部陰液，因此六味藥的組方是十分精密的。

小柴胡湯──和解少陽，萬能調解

在中醫界，時常有醫生被稱作「小柴胡先生」，因為柴胡是中醫很常用的一味中藥，它能**和解退熱、疏肝解鬱、升舉陽氣**。

小柴胡先生因擅長使用柴胡而得名，雖然他善用柴胡，但不只是因為這味藥，而是因為包含柴胡的一首方──小柴胡湯。

君藥在方劑裡起主要作用，柴胡的功效是**和解退熱、疏肝解鬱**。小柴胡湯的功用也是如此，後世總結其功效為和解少陽。

這裡的少陽是指六經辨證裡的少陽經，包含疾病產生、病情變化、病位深淺等含義。

其特點是少陽經脈位於太陽經、陽明經表裡之間。一般情況下，當外邪侵犯人體時，首先在表的太陽經，比如我們常見的感冒。在表的病治法就是解表發汗，而在裡的病，一般清裡通裡。對於少陽病，既不在表，也不在裡，發汗法驅邪向外不行，吐下法清邪於裡也不可，那該如何治療呢？

六經辨證：外感疾病的辨證方法，是張仲景在《黃帝內經》的基礎上發展而成，將外感疾病演變過程中的各種症候群，進行綜合分析，歸納其病變部位，寒熱趨向，邪正盛衰，而區分為太陽、陽明、少陽、太陰、厥陰、少陰六經。

少陽經循行路線

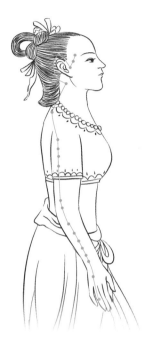

少陽經在太陽經和陽
明經之間，屬於半表
半裡。

前人想到一個辦法那就是<u>和解</u>，找出一首應用廣泛的方劑，解決複雜不明的難題。

小柴胡湯出自《傷寒論》，是治療少陽病的第一方。它在書中的描述如下：

> 柴胡半斤、黃芩三兩、人參三兩、甘草三兩（炙）、半夏半升（洗）、生薑三兩（切）、大棗十二枚（擘）
>
> 上七味，以水一斗二升，煮取六升，去滓，再煎，取三升，溫服一升，日三服。

和解：特點是既祛邪又扶正，既透表又清裡，既疏肝又理脾，沒有明顯的寒熱補瀉之偏、性質平和、作用和緩、照顧全面。

默默不欲飲食：
是氣機鬱結的表
現，表示肝氣內
鬱，情志不爽。情
志失調，又會導
致胃氣失和。比
如正要吃飯時，
突然傳來了家人
去世的靈耗，這
頓飯自然吃不下
了，情志對消化
系統的影響十分
顯著。

半夏：因「五月
半夏生，蓋當夏
之半」而得名，其
性辛溫，具有很
好的燥濕祛痰、
止嘔功效，被稱
為「燥濕化痰要
藥」和「降逆止嘔
要藥」。

本方所治的病症為：**往來寒熱、胸脅苦滿、默默不欲飲食、心煩喜嘔、口苦、咽乾、目眩，苔薄白，脈弦。**

此外，本方煎服法有點特別，需要去滓再煎，也就是說，先按一般步驟把藥熬好，在服藥之前，需要把藥汁再煎煮一次。這種服藥方法使藥性更為醇和，也是「和解」的意思。

君藥柴胡味苦性平，入肝膽經，透泄少陽之邪，並能疏泄鬱滯的氣機，使少陽經半表半裡之邪得以疏解。黃芩苦寒，清泄少陽經熱，為臣藥。柴胡之升散，得黃芩之降泄，兩者配伍構成少陽和解的基本結構。用半夏、生薑降逆止嘔，人參、大棗則能益氣健脾，既扶正以驅邪，又能禦邪內傳。而炙甘草既助參、棗扶正，又能調和諸藥，是為使藥。

七味藥合用，以和解少陽為主，兼補脾氣和胃，使邪氣得解，樞機得利，胃氣和調，諸症則自癒。

整體來看，小柴胡湯用藥簡明、配伍精當，且效用廣泛。不過要注意的是，雖然小柴胡湯本身無害，但柴胡的成分含有「柴胡皂貳B」，有輕微毒性，會影響肝細胞，所以肝臟欠佳、常酗酒的人飲用小柴胡湯會增加肝臟的負擔，無力分解毒性；若攝取過量，體質偏虛的人也易有副作用。

小柴胡湯方義

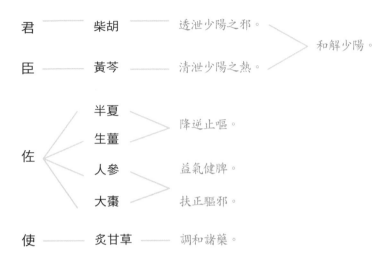

君 —— 柴胡 —— 透泄少陽之邪。

臣 —— 黃芩 —— 清泄少陽之熱。

和解少陽。

佐

半夏
生薑
—— 降逆止嘔。

人參 —— 益氣健脾。

大棗 —— 扶正驅邪。

使 —— 炙甘草 —— 調和諸藥。

逍遙散——疏肝解鬱，逍遙自在

中醫古今名方眾多，在功效上，最容易被大眾理解的莫過於逍遙散了。服下此方大可使氣結得解，鬱悶得消，使人心懷寬暢，自然逍遙自在了。

逍遙散能夠疏肝解鬱、健脾和營，更能調和肝脾。此方出自《太平惠民和劑局方·卷之九治婦女諸疾》：

> 【處方】甘草（微炙赤）半兩、當歸（去苗，銼，微炒）、茯苓（去皮，白者）、芍藥（白）、白朮、柴胡（去苗）各一兩。
>
> 【炮製】上為粗末，每服二錢，水一大盞，燒生薑一塊切破，薄荷少許，同煎至七分，去渣熱

中醫必背

逍遙散用當歸芍，柴苓朮草加薑薄。

肝鬱血虛脾氣弱，調和肝脾功效卓。

服，不拘時候。

【主治】治血虛勞倦，五心煩熱，肢體疼痛，頭目昏重，心忪頰赤，口燥咽乾，發熱盜汗，減食嗜臥，及血熱相搏，月水不調，臍腹脹痛，寒熱如瘧。又療室女血弱陰虛，榮衛不和，痰嗽潮熱，肌體羸瘦，漸成骨蒸。

心忪：忪，驚恐。心忪就是心中跳動不安，甚至驚恐的樣子，是由於陰血虛，不能滋養心，虛火上擾心神導致的。當歸能夠養血生血，併入心經，可起到養血安神的效果。

原方用藥共有八味：柴胡、白芍、當歸、茯苓、白朮、炙甘草、薄荷、煨薑。這八味都是中醫常用的中藥，雖然個個看來平淡無奇，但他們能夠發揮以下功效：

如此配伍，既補肝體，又和肝用，氣血兼顧，肝脾並治，立法全面，用藥周到，故為調和肝脾之名方。

——《中醫十大名方妙用·逍遙散》

肝木疏泄條達：是肝的生理功能之一。肝屬木，木是要向上向外伸展生長的，最不喜歡被約束和限制，肝也是如此，肝氣要向上升發，不能被遏制，一旦被約束，肝氣鬱滯，不能舒展，人就喜歡嘆氣、心情鬱悶，甚至發怒。

柴胡味苦、性平，能疏肝解鬱而宣暢氣血，以遂肝木疏泄條達之性；當歸味甘辛、性溫，能養血，以補肝體，且又有活血調血之功。柴胡與當歸兩味藥相配，既補肝之體，又和肝之用。

白芍味酸、性微寒，幫助當歸以養血柔肝，可斂肝氣之橫逆；白朮味苦、性溫，歸脾胃經，能益氣補中，健脾燥濕。

茯苓味甘、性平，入脾胃經，健脾補中、利水滲濕。

白朮與茯苓為益氣健脾常用的藥對，培補脾胃而祛濕濁，脾胃健則能運化，氣血生化有源，則肝得所養。

生薑味辛、性微溫，煨過之後，能夠溫胃。

薄荷味辛、性微涼，用之少許，借薄荷辛散的特性，幫助柴胡疏肝。

甘草味甘、炙之則性溫，既可助白朮益氣健脾補益中焦，配伍白芍又能柔肝緩急止痛。

說了這麼多，或許還是有人不理解為什麼逍遙散要這樣搭配。我們可以進一步說說本方的立意以了解原因。

《太平惠民和劑局方》中原方出處列在婦人病篇裡，主治婦人血虛勞倦，五心煩熱，肢體疼痛，頭目昏重，心慌頰赤，口燥咽乾，發熱盜汗，減食嗜臥，臍腹脹痛，又療室女血弱陰虛，榮衛不和等，這些症狀都可歸納為肝弱陰虛。

後世在此基礎之上，再總結為肝鬱血虛，脾失健運。本方也就當為疏肝解鬱，養血柔肝，益氣健脾。

因肝為藏血之臟，性喜條達主疏泄而惡抑鬱，體陰而用陽。若情志不遂，肝木失於條達，或陰血暗耗，或生化乏源，肝體失養，均可導致肝氣鬱結不適，或肝鬱化熱，熱傷陰津；或肝氣橫逆，乘侮脾土，致脾失健運；或肝鬱血虛，疏泄不利，氣血失於和調。

講白一點就是，中醫認為五臟之中的肝臟，主要是用來藏血，性質上屬陰，它的特性就是像春天裡舒展生長的樹枝一樣，喜歡自由伸展而討厭被壓抑、束縛。

藥對：是中醫方劑中相對固定的兩味藥的配伍組合，是中藥配伍應用中的基本形式。兩藥常常相須為用，配合使用能增強療效。

五心煩熱：表示兩手兩足心發熱，並自覺心胸煩熱。多由陰虛火旺、心血不足，或病後虛熱不清及火熱內鬱所致。

室女血弱陰虛，榮衛不和：室女即未婚女子，常因先天不足，或後天飲食失調，導致營血虛少，血虧則不能容養肌膚、面色白、精神倦怠。榮衛不和，即營血與衛氣不和，也即氣血不和，營弱衛強，主要表現為自汗。

想要自由伸展需要兩個條件，一是有充足的陰血滋養作為源泉，二是得有舒暢的內外氣機作為保障。具備這兩個條件時，肝臟與人體自身也能氣機舒暢健康。

一旦氣機不暢，多數人都會感到鬱悶，與此同時還會心情低落，飲食乏味，胸脅脹痛，甚至心煩易怒，看什麼都不順眼，想宣洩卻又不知如何發洩。這個時候逍遙散就派上用場了。它能舒暢肝氣，解開煩悶鬱結。

不光如此，它還能補養肝血、肝陰用來固本。因為情緒抑鬱會傷肝，耗傷陰血，肝為藏血之臟，抑鬱傷肝。與此相對的是，如果肝虛在前，人會時常無故生悶氣，這種情況當然也需要逍遙散了。

接著看脾。當肝養成了捉摸不定的大小姐脾氣時，脾會最先受影響。因為木克土，中醫專業術語叫做「肝氣橫逆，乘侮脾土」，結果就是，脾土覺得生活不爽快，工作的積極性、效率漸漸一天不如一天，最終脾失健運，各種症狀都會出現。

總結來說就是肝脾不調。脾土又為氣血生化之源，若脾虛胃弱，必然致使生化乏源，肝血更虛。而肝主藏血，脾主生氣，肝脾不調一久，氣與血自然也難以平和了，也就是氣血失於和調。

逍遙散由這八味藥組合，當歸、白芍主生肝血滋肝陰斂肝氣，血虛甚者，可加上熟地黃；如果血虛生熱的話，則加上生地黃，既滋陰補血又清熱，以上兩種加味成就了名方黑逍遙散。

肝脾不調：表示肝氣鬱結和脾虛不運。胸脅脹滿竄痛、善嘆息、情志抑鬱或急躁易怒、納呆腹脹、便溏不爽、腸鳴矢氣，或腹痛欲瀉，瀉後痛減。舌苔白膩、脈弦。平時服用玫瑰花茶、薑棗茶，溫中、疏肝健脾。

逍遙散加減

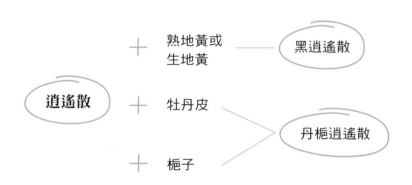

白朮、茯苓健脾滲濕，常用藥對不必再說。柴胡、薄荷，疏肝氣清肝熱，如果<u>鬱久化熱</u>明顯，加上牡丹皮、梔子，這就是丹梔逍遙散。甘草與其他各藥配伍都得其用。煨薑一味，後世常常置換為生薑，兩者差別在於煨薑不散不燥，肝脾虛甚者較適合使用，振奮胃氣而不耗散陰血。至於生薑，對於症狀較輕的人，可借其辛散之力以助疏肝行氣，而症狀嚴重者，不適合用生薑。

鬱久化熱：即肝氣長期鬱結，情志不舒，鬱悶難伸，就會出現熱象，具體的表現是頭熱面紅、心煩易怒，夜寐不安、脅痛口苦、眩暈耳鳴、兩目乾澀，視物不清、舌紅苔薄、脈弦細。

玉屏風散，弱不禁風，屏風來救

一年四季都有風，但春天的風顯得特別，有許多型態，如溫暖和暢、清寒冷鬱、徐徐遲遲、驟猛疏狂，既能催花趕月，又能春風撫面。

暖風吹，臨風送懷抱；冷風襲，閉門添厚衣，這是大多數人以變應變的正常表現。有部分的人，不管吹什麼

風，始終穿一、兩件衣服，既禦寒又散熱，精神抖擻，任風繼續吹。可是，還有少部分人，和前者相反，無論面對什麼風，他們都是弱不禁風——自汗、乏力、鼻塞、流涕、噴嚏、項強、怕風、畏寒，這就是他們的一貫表現，身體很虛。

氣虛之人感冒的症狀

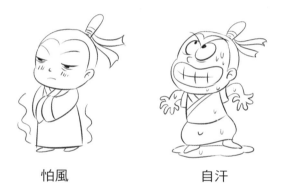

怕風　　　　　　　　　自汗

若仔細想想「弱不禁風」的人，也許他們看似壯，但只是虛胖；他們面白，可是過於蒼白；他們溫柔，卻是氣短；說他們慵懶，但只是乏力而已，還特別容易感冒。

這類人易出汗、沒力氣、愛感冒、流清涕、打噴嚏等，其根結在於脾弱氣虛，身體抵禦外邪的屏障薄弱了，只要起風，就容易受侵犯。

中醫有一首妙方——玉屏風散，就是專為脾弱氣虛的人創制，由方名可知，此方有三大作用，分別是袪風、禦

弱不禁風：生活中那些「弱不禁風」的人，常常動不動就出汗，還特別容易感冒，體型虛胖，身上的肉是鬆軟無力的，也就是腠理不緻密，稍微一運動就覺得累，氣喘吁吁。總結起來就是衛氣虛，肌表的防衛作用弱，特別容易受到風邪的侵犯。

風、寧風。而用藥則僅僅三味：防風、黃耆、白朮，防風辛散祛風，黃耆益氣禦風，白朮培中寧風。

　　其實，玉屏風散的具體創制，醫家並未能留名，現在能追溯到最早的記載是《醫方類聚》，稍晚刊行於世的《丹溪心法》有記載此方用於「自汗」，後來明代的張景嶽延承此說，推舉此方主治「表虛自汗」，然而在《普濟方》裡，則記載：「治腠理不密，易感風邪，頭昏眩甚則痛，項強，肩背拘急，噴嚏不已，鼻流清涕，續續不止，經久不癒」，這又與《醫方類聚》「治男子婦人，腠理不密，易感風邪」一脈相承。

　　雖然本方創立的初衷如今已無人知曉，但其功效漸漸趨於統一，那就是主治表虛自汗易外感，至於後世應用的擴展則需另當別論。

　　清代大醫家柯韻伯論本方曰：「邪之所湊，其氣必虛。故治風者，不患無以驅之，而患無以禦之；不患風之不去，而畏風之複來。何則？」

　　中醫認為感冒時祛風辛散即可，用桂枝、麻黃、羌活、獨活等，辛溫發汗，毛孔打開，侵犯體內的風邪就能被發散出去了，然而事實上，此時的風驅走了，彼時的風說不準已經在等候，隨時打算再次入侵。

　　問題的關鍵是如何做到祛風之後，鞏固正氣，做好預防工作。如同戰爭一樣，打退敵人入侵，同時還要做好國防。也就是要禦風，不是禦風而行，是抵禦、防禦風邪。祛風用防風、禦風用黃耆最佳。柯韻伯說：「黃耆能補三焦

防風：古代名「屏風」（見《名醫別錄》），比喻此藥如屏風能抵禦外風也，同時又能祛風外出。所以既可用於外感風邪所致的感冒頭痛、風疹搔癢，又可搜風外出，治療關節疼痛、風濕痺痛。

《普濟方》：是明初官方編修的一部大型醫學書，是中國歷史上最大型的方劑書籍，共168卷，載方達61,739首。

這段話是說正氣不足，邪氣才會侵犯人體。治風，不擔心沒有祛風的辦法，而擔心不能鞏固人體的屏障以抵禦風邪。不擔心風邪不會被驅散，而擔心風邪的再次入侵。總而言之就是想要抵禦外邪，最根本的辦法是鞏固人體的正氣。

黃耆能補三焦而實衛氣：黃耆是補氣的代表中藥，善於補肌表衛氣，衛氣實則腠理固，腠理是人體最外面的一道防線，防線穩固，風邪就不會無孔不入，此外黃耆還能補益元氣而補三焦。

而實衛氣。」衛氣就是人體的國防衛士，而衛士需要依賴大後方（按：簡單來說就是兩軍的基地。大後方作用是為前線提供軍需品、生活補給，及物資裝備等）的支撐。對於人體來說，脾胃就是衛氣的大後方。

胃主受納，脾主運化，脾負責為人體邊防輸送物資。如果脾虛罷工了，那自然也別談防線了。這個情況下加一味白朮最妙。白朮健脾，培土即以寧風也。所以整方「以防風之善祛風，得黃耆以固表，則外有所衛；得白朮以固裡，則內有所據，風邪去而不復來」。玉屏風散培中固表祛風，配伍精當，方配置簡單，但效用廣。

第十九章
神奇的艾灸
——最簡單的經絡療法

當代對傳統文化的傳承中，針灸較具有代表性。不僅在中國有傳承發展，在國外也有很多針灸愛好者，在非藥物療法，他們以針灸為代表，補充替代醫學，廣泛應用於各學科、各系統的疾病治療中。

千百年來，針和灸不分家，都是以經絡穴位為基礎的自然療法。針刺需要操作技術，所以我建議，大家防病治病需用針時，最好找中醫師尋求幫助。另外，其他的經絡療法如拔罐、刮痧、推拿，也都需操作技術和他人的協助才能完成。

跟以上的療法相比，艾灸是既有用，又方便操作的最簡單經絡療法。

灸法是用艾絨或其他藥物放置在體表的穴位上燒灼、溫熨，借灸火的溫和熱力以及藥物的作用，通過經絡的傳導，起到溫通氣血、扶正驅邪、治療疾病，屬於一種物理和藥理相結合的自然療法。

> 藥之不及，針之不到，必須灸之。
> ——《醫學入門·針灸》

艾灸：此種療法需要使用艾製品，分別是艾絨、艾條、艾柱。艾絨，即把艾葉反覆晒杵、捶打、粉碎，呈現軟細貌。艾條，用桑皮紙把艾絨捲成條狀，便於手持施灸。艾柱，其實就是短的艾條。

《醫學入門》：為明代著名醫家李梃的主要著作，共8卷，內容豐富，包含了經絡、臟腑、診斷、針灸、本草、外感、內傷、雜病、婦科、兒科、外科、用藥賦、古方歌括、急救、怪病、治法、習醫規格等門類，是一本綜合性的醫學入門全書。

以上簡單幾句話揭示了灸法以其獨特療效，在中醫療法中占據一席之地的狀況。

灸的起源

《說文解字》中記載：「灸，灼也。從火音久。」把灸這個字拆開來看，火是形、久為聲，所以灸法就是用明火貼附著皮膚灼燒，同時也告訴大家，**灸法治病是個慢功夫，要持之以恆**。

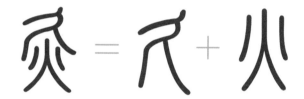

灸法材料的選擇——艾的力量

適者生存，是艾葉在灸法材料更迭中的勝利原因。一開始，灸法的材料，除了艾葉，還有八木兄弟：松、柏、竹、橘、榆、枳、桑、棗，艾葉以其療效顯著及零副作用征服了各臨床醫生，最終將灸法定義成「艾灸」。

艾葉，為菊科灌木狀草本植物的葉子，味苦、辛，能通十二經。

> 艾葉苦辛，生溫熟熱，純陽之性，能回垂絕之亡陽，通十二經，走三陰，理氣血，逐寒濕，暖子宮，止諸血，溫中開鬱，調經安胎……以之灸火，能透諸經而除百病。
>
> ──《本草從新》

《本草從新》：為清代藥學專著，吳儀洛撰，共18卷。此書是在清代汪昂所撰的《本草備要》基礎上重訂而成。共載藥721種，較《本草備要》多兩百四十餘種，較為簡明實用。

正是因為艾葉性溫熱，又在每年陽氣處於上升階段的端午節前後採收，所以具有純陽之性，能溫通經絡，治療一切寒性病症，並有起死回生、祛除百病的神奇功效。故《本草綱目》中也載有：「艾葉能灸百病。」

艾葉經反覆晒杵、捶打、粉碎製成軟細的艾絨，成為製作艾條的原料。艾條分為清艾條和藥艾條。

中醫必背

臟寒生滿病，其治宜灸焫。

《素問‧異法方宜論》

▼

臟腑虛寒的疾病，如胃寒胃痛、女子胞宮寒痛經閉經、泄瀉等，都適合用艾灸的方法來治療，因為艾灸具有溫散寒邪的作用。比如受涼拉肚子，可用艾條在神闕穴（即肚臍）處艾灸15～20分鐘，能快速祛除腸胃寒邪，緩解腹瀉。

艾絨

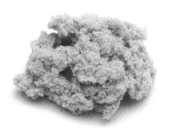

艾條

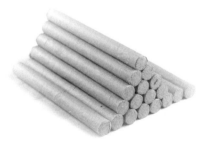

- 清艾條：以純艾絨製作成的艾條。
- 藥艾條：在艾絨裡加入其他藥材，如肉桂、乾薑、

丁香、獨活、細辛、白芷、雄黃、蒼朮、沒藥、乳香、川椒等製作成的艾條。

艾灸的必殺技

艾灸療法的適應範圍十分廣泛，用於內科、外科、婦科、兒科、五官科疾病，**尤其對乳腺炎、前列腺炎、肩周炎、盆腔炎、頸椎病、糖尿病等有特效。**

從中醫的角度來說，艾灸具有疏風解表、溫通經絡、活血逐痹，回陽固脫、升陽舉陷，消瘀散結、拔毒瀉熱、防病保健、益壽延年等作用。

《扁鵲心書・須識扶陽》說：「人於無病時，常灸關元、氣海、命門、中脘，雖未得長生，亦可保百年壽也。」民間俗話亦說「若要身體安，三里常不乾」、「三里

升陽舉陷：升陽，是指提升陽氣；舉陷，是指提高下陷之處或下陷之氣。下陷之氣是脾胃中氣，中氣下陷的結果就是內臟位置下垂，如胃下垂、子宮下垂、脫肛等，治療中氣下陷最具代表性的方劑就是補中益氣湯。

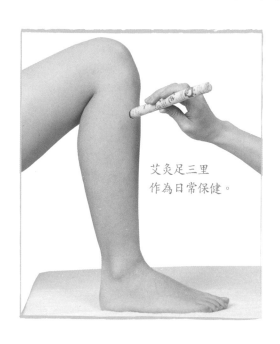

艾灸足三里
作為日常保健。

灸不絕，一切災病息」。無病施灸，可以激發人體的正氣，增強抗病的能力，使人精力充沛，長壽不衰。可調理亞健康狀態。在現代，灸療憑其防病保健作用，已成為重要的保健方法之一。

艾灸的禁忌證

- 對實熱證、陰虛發熱者，一般不適宜灸療。
- 面部穴位不宜直接灸。
- 關節活動處不宜化膿灸。
- 重要臟器、大血管處、肌腱所在部位不宜直接灸。
- 妊娠期小腹、腰骶部不宜施灸。
- 對神昏、感覺遲鈍的患者，艾灸不可過量，且要避免燙傷。

化膿灸：是灸法的一種，將點燃的艾炷直接放在皮膚上，直至艾炷燃燒結束了，就會起皰化膿。

直接灸：就是將艾炷直接放在穴位皮膚上施灸的方法。

艾灸有哪些分類？

艾炷灸分為直接灸和間接灸，直接灸包括化膿灸和非化膿灸，間接灸則多用隔薑灸、隔鹽灸、隔蒜灸、隔附子餅灸等。

1.直接灸：把艾炷直接放在皮膚上施灸。用黃豆或蠶豆大小的艾炷直接放在穴位上施灸，**局部經燙傷產生無菌性化膿現象**者稱為化膿灸；用中小艾炷直接灸之，燙時即取走，灸後不起皰或不成灸瘡者稱為非化膿灸。

2.間接灸：是在艾炷與皮膚之間隔墊某種藥物，如生

中小艾炷：艾炷規格有大、中、小三種，大炷如蠶豆大小，中炷如黃豆大小，小炷如麥粒大小，可根據治療需要，選擇大小不同的艾炷。新手建議使用小炷即可。

薑、大蒜、食鹽、附子、胡椒而施灸的一種方法。藥物可因症因病不同，治療時可發揮艾灸和藥物的雙重作用，常見的間接灸有以下幾種：

• 隔薑灸：將新鮮生薑切成直徑 2～3 公分、厚 0.2～0.3 公分的薑片，中心用針穿刺數孔，上置艾炷施灸，覺灼熱時緩慢移動薑片，可灸多壯，以局部皮膚潮紅為度。本法適用於一切虛寒病症。

壯：每燃燒一個艾炷，稱為一壯，或一炷。

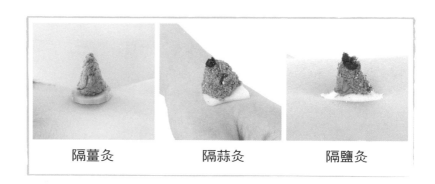

隔薑灸　　　　隔蒜灸　　　　隔鹽灸

• 隔蒜灸：取獨頭大蒜切成 0.2～0.3 公分厚的蒜片，用針穿刺數孔，艾炷灸之，每灸 4～5 壯，因大蒜有刺激性，故灸後易起皰。該法可治癰疽腫毒、未潰瘡癤。

• 隔鹽灸：取食鹽適量炒熱，納入臍中，上置艾炷施灸，患者稍感灼痛，即更換艾炷，以防灼傷。此法有回陽、救逆、固脫之功效，多用於治療急性腹痛、吐瀉。

• 隔附子餅灸：將附子研末，以黃酒調和作餅，0.3～0.4 公分厚，艾炷灸之。用治各種陽虛病症。

3.艾條灸：也稱懸灸。點燃艾條一端，在穴位和患處熏灸。多作為保健灸，一般疾病皆可運用。溫和灸多用於灸治慢性病，雀啄灸、迴旋灸多用於灸治急性病。

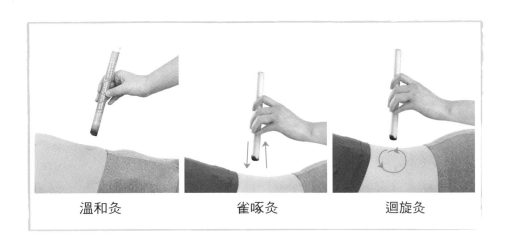

溫和灸　　　　　　雀啄灸　　　　　　迴旋灸

• 溫和灸：施灸時將艾條的一端點燃，對準應灸的穴位處或患處，距皮膚 2～3 公分，進行燻烤，使患者局部有溫熱感而無灼痛為宜，一般每處灸 10～15 分鐘。

• 雀啄灸：艾條點燃的一端與施灸部位的皮膚並不固定在一定距離，而是像鳥雀啄食一樣，一上一下活動的施灸，一般施灸 10～15 分鐘。

• 迴旋灸：艾條點燃的一端，與施灸部位的皮膚保持距離，距皮膚 2～3 公分，均勻的左右移動或往復迴旋燻烤施灸。

4.非艾條灸

• 溫針灸：針刺得氣後，在針柄上穿置一段長 2～3 公分的艾條施灸，至艾條燒完為止。多用於風寒痹症。

天灸：是灸法中
的非火熱灸法，
又叫發皰療法，
就是將對皮膚有
刺激性的藥物
（白芥子、甘遂、
毛茛等）貼敷在
穴位上，達到刺激
穴位、疏通經絡的
作用，對支氣管哮
喘、過敏性鼻炎、
慢性支氣管炎等
慢性頑固性疾病
有較好的療效。

• 天灸：藥物貼敷療法，多用於三伏天、三九天，適用於慢性呼吸系統疾病、胃腸道疾病等。

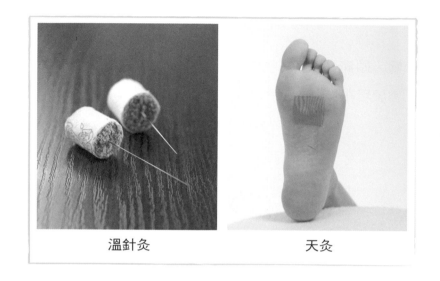

溫針灸　　　　　　　　　　　天灸

施灸的次序與壯數

臨床上一般是先灸陽部，後灸陰部，即先灸上部，後灸下部；先背部，後胸腹；先頭身，後四肢。

艾炷分為大、中、小三種，小者如麥粒，中者如黃豆，大者如蠶豆。艾炷大小、施灸數量可根據病性、病勢、體質、年齡及治療部位而定。在肌肉淺薄處宜小艾炷少灸，在肌肉深厚處宜大艾炷多灸；久病體虛者宜小艾炷，新病體壯者宜大艾炷。

哪些病配哪些艾灸療法

感冒

感冒常由外感風寒，邪客肺衛引起，以鼻塞、流涕、噴嚏、頭痛、惡寒、發熱、苔薄白、脈浮等為主要表現，相當於現在醫學的普通感冒。

- 治則：疏風解表散寒。
- 灸法：常用懸灸法、隔薑灸法。
- 操作步驟：

1.取穴：風池、大椎、曲池、合谷、尺澤。

2.配穴：風寒加風門、肺俞、列缺；氣虛加足三里；身痛加大杼；腹痛、腹瀉加神闕。

3.懸灸法：將點燃的艾條對準穴位，以施灸部位有溫熱舒適感為主。每次選取2～4穴，每穴每次都要艾灸5～10分鐘，以灸後穴位局部皮膚潮紅為主。每日1～2次，直至治癒。

4.隔薑灸法：用鮮薑切成直徑2～3公分、厚0.2～0.3公分的薄片，中間以針刺數孔，然後置於穴位上，再將艾炷放於薑片上點燃施灸，當患者感覺灼燙時，可將薑片稍微提起，稍停後放下再灸，以免燙傷。艾炷燃盡，易炷再灸，每穴每次艾灸5～7壯。每次選取3～4穴，每日1次，至痊癒。

對於體虛易感冒者，可在夏季進行預防性治療。在感

風池：在頸部，當枕骨之下，胸鎖乳突肌與斜方肌上端之間的凹陷處，平風府穴。

大椎：在後背正中線上，第7頸椎棘突下凹陷中。

曲池：在肘橫紋外側端，屈肘，當尺澤與肱骨外上髁連線中點。

合谷：在手背，第1、2掌骨間，當第2掌骨橈側的中點處。

尺澤：在肘橫紋中，肱二頭肌腱橈側凹陷處，微屈肘取穴。

列缺：在前臂橈側緣，橈骨莖突上方，腕橫紋上1.5寸處，當肱橈肌與拇長展肌腱之間。

大杼：在背部，當第1胸椎棘突下，旁開1.5寸。

天樞：在腹中部，臍中旁開2寸。

足三里：在小腿前外側，當犢鼻下3寸，距脛骨前緣一橫指。

中脘：在上腹部，前正中線上，當臍中上4寸。

內關：在前臂掌側，當曲澤與大陵的連線上，位於腕橫紋上2寸，掌長肌腱與橈側腕屈肌腱之間。

上巨虛：在小腿前外側，當犢鼻下6寸，距脛骨前緣一橫指。

陰陵泉：此穴位於小腿內側，當脛骨內側髁後下方四陷處。

脾俞：在背部，當第11胸椎棘突下，旁開1.5寸。

氣海：在下腹部，前正中線上，當臍中下1.5寸。

命門：在腰部，當後正中線上，第2腰椎棘突下四陷處。

腎俞：在腰部，當第2腰椎棘突下，旁開1.5寸。

關元：在下腹部，前正中線上，當臍中下3寸。

冒流行季節，可按上述方法預防性治療1週。

泄瀉病

泄瀉亦稱腹瀉，常由脾胃虛弱、濕邪內盛而致，以排便次數增多，糞便稀薄為臨床表現。

- 治則：健脾化濕。
- 灸法：常用懸灸法、隔鹽灸法。
- 操作步驟：

1.取穴：天樞、足三里。

2.配穴：胃脘脹痛者，加中脘、內關；濕盛者，加上巨虛、陰陵泉；脾胃虛弱者，加脾俞、氣海；命火虛弱者，加命門、腎俞、關元、神闕。

3.懸灸法：點燃艾條，對準穴位，以施灸部位有溫熱舒適感為度。每次選取2～4穴，每穴每次艾灸5～10分鐘，以灸後穴位局部皮膚潮紅為度。每日1次，10次為一療程。

4.隔鹽灸法：取神闕穴，用純淨食鹽填敷於臍部，於鹽上再置一薄薑片，中間以針刺數孔，上置大艾炷施灸，當患者感覺灼燙時，可將薑片稍提起，稍停後放下再灸。當艾炷燃盡，易炷再灸，每次艾灸7～10壯。每日1次，5～7次為一療程。

隔鹽灸前應清潔神闕穴局部，艾灸時時刻詢問患者的局部感覺，避免燙傷。

經痛

經痛多因體質素弱，氣血不足，沖任失調，子宮失養，復因情志失調或經期受寒飲冷，以致經血滯於子宮而成。以月經期前後或月經期中發生週期性小腹疼痛或痛引腰骶為主要臨床表現。

- 治則：溫養沖任、通經止痛。

- 灸法：常用懸灸法、隔薑灸法。

- 操作步驟：

1. 取穴：中極、氣海、三陰交。

2. 配穴：氣血虧虛加脾俞、胃俞；肝腎不足加肝俞、腎俞；寒凝加歸來、地機；氣滯加肝俞、太衝。

3. 懸灸法：點燃艾條，對準穴位，以施灸部位有溫熱舒適感為度。每次選取 2～4 穴，每穴每次艾灸 5～10 分鐘，以灸後穴位局部皮膚潮紅為度。每日 1 次，每個月經週期，以月經前 3～4 天開始治療，5 次為一療程，共治療三個月經週期。

4. 隔薑灸法：用鮮薑切成直徑 2～3 公分，厚 0.2～0.3 公分的薄片，中間以針刺數孔，然後置於穴位上，再將艾炷放在薑片上點燃施灸，當患者感覺灼燙時，可將薑片稍微提起，稍停後放下再灸，以免燙傷。艾炷燃盡，易炷再灸，每穴每次艾灸 7～10 壯。每次選取 3～4 穴，每日 1 次，以每個月經週期的月經前 3～4 天開始治療，5 次為一療程，共治療三個月經週期。

神闕：在腹中部，位於臍正中。

中極：在下腹部，前正中線上，當臍中下 4 寸。

氣海：在下腹部，前正中線上，當臍中下 1.5 寸。

三陰交：在小腿內側，當足內踝尖上 3 寸，脛骨內側緣後方。

胃俞：在背部，當第 12 胸椎棘突下，旁開 1.5 寸。

肝俞：在背部，當第 9 胸椎棘突下，旁開 1.5 寸。

歸來：在下腹部，當臍中下 4 寸，距前正中線 2 寸。

地機：在小腿內側，當內踝尖與陰陵泉的連線上，陰陵泉下 3 寸。

太衝：在足背側，當第 1 蹠骨間隙的後方凹陷處。

灸法具有溫腎暖宮、活血化瘀的功效，治療原發性痛經療效較好。月經前後及行經期應注意保暖，避免受涼，忌勞累。

項痹病

項痹常因督脈勞損、氣血不足、感受外邪等導致經脈痹阻，以項部疼痛麻木，連及頭、肩、上肢，頸部活動受限，並可伴有眩暈等為主要表現。本病相當於現代醫學的頸椎病。

- 治則：活血通經。
- 灸法：常用懸灸法、隔薑灸法、溫灸盒灸法。
- 操作步驟：

1.取穴：頸部壓痛點、頸夾脊、大椎、肩井。

2.配穴：督脈勞損者，加命門、腰陽關；氣血不足者，加足三里、神闕；風寒盛者，加風門、肺俞；氣滯血瘀者，加膈俞。

3.懸灸法：點燃艾條，對準穴位，以施灸部位有溫熱舒適感為度。每次選取2～4穴，每穴每次艾灸5～10分鐘，以灸後穴位局部皮膚潮紅為度。每日1次，7～10次為一療程。

4.隔薑灸法：用鮮薑切成直徑2～3公分、厚0.2～0.3公分的薄片，中間以針刺數孔，然後置於穴位上，再將艾炷放於薑片上點燃施灸，當患者感覺灼燙時，可將薑片稍微提起，稍停後放下再灸，以免燙傷。當艾炷燃盡，易炷

命門：為於此穴位於腰部，當後正中線上，第2腰椎棘突下凹陷處。

腰陽關：位於腰部，當後正中線上，第4腰椎棘突下凹陷處。

風門：在背部，當第2胸椎棘突下，旁開1.5寸。

肺俞：在背部，當第3胸椎棘突下，旁開1.5寸。

膈俞：在背部，當第7胸椎棘突下，旁開1.5寸。

再灸，每穴每次艾灸 7～10 壯。每次選取 3～4 穴，每日 1
次，7～10 次為一療程。

　　5.溫灸盒灸法：將溫灸盒置於所選施灸部位中央，點
燃艾條後，放在溫灸盒中的鐵紗上，蓋好封蓋以調節溫
度，每次每部位灸 20～30 分鐘，一次可艾灸數穴。每日 1
次，7～10 次為一療程。

　　艾灸對頸椎病的頸型、神經根型、椎動脈型療效較
好。同時要勞逸結合，減少頸部勞損，防風寒，適當進行
頸項功能鍛鍊。

腰痛

　　腰痛常因肝腎不足、外邪侵襲、經脈氣血痹阻所致，
以腰部及腰骶部慢性疼痛，時輕時重、纏綿不癒，休息可
緩解，勞累後加重，常有固定壓痛點為臨床表現。本病相
當於現代醫學的慢性腰肌勞損。

　　• 治則：補益肝腎、溫經通脈。

　　• 灸法：常用懸灸法、隔薑灸法、溫灸盒灸法。

　　• 操作步驟：

　　1.取穴：腰部壓痛點、腰夾脊穴。

　　2.配穴：肝腎不足者，加腎俞、志室；陽虛者，加命
門、腰陽關；寒濕重者，加大腸俞、氣海俞。

　　3.懸灸法：點燃艾條，對準穴位，以施灸部位有溫熱
舒適感為度。每次選取 2～4 穴，每穴每次艾灸 5～10 分

志室：在腰部，當
第 2 腰椎棘突下，
旁開 3 寸。

大腸俞：在腰部，
當第 4 腰椎棘突
下，旁開 1.5 寸。

氣海俞：在腰部，
當第 3 腰椎棘突
下，旁開 1.5 寸。

鐘，以灸後穴位局部皮膚潮紅為度。每日 1 次，7～10 次為一療程。

4.隔薑灸法：用鮮薑切成直徑 2～3 公分、厚 0.2～0.3 公分的薄片，中間以針刺數孔，然後置於穴位上，再將艾炷放於薑片上點燃施灸，當患者感覺灼燙時，可將薑片稍微提起，稍停後放下再灸，以免燙傷。當艾炷燃盡，易炷再灸，每穴每次艾灸 5～7 壯。每次選取 3～4 穴，每日 1 次，7～10 次為一療程。

5.溫灸盒灸法：將溫灸盒置於所選的施灸部位中央，點燃艾條後，放在溫灸盒中的鐵紗上，蓋好封蓋以調節溫度，每次每部位灸 20～30 分鐘，一次可艾灸數穴。每日 1 次，7～10 次為一療程。此外，要注意的是，腰部壓痛點要重灸。

第二十章
如何培養中醫診療思維

　　中醫是一門傳統醫學，因此，中醫的診療也包含著大量的傳統思想，與現在思維有所差異。現代人想要學一些中醫藥知識，甚至將中醫學好，必須具備一定的中醫思維基礎。

　　作為中醫人，我們經常會聽到這樣的話：「在這一百多年裡，中醫受到空前的衝擊。時至今日，有許多老專家都在呼籲，中醫思維日趨淡化，需要培養青年中醫的中醫思維。」

　　我們可以找出很多中醫思維淡化的原因，比如科學主義成為主流、實證受到衝擊等。但這些都是外部因素。中醫有一項觀念是「正氣存內，邪不可干」，所以，當中醫思維淡化或有問題，中醫應該要檢視自身，尋找原因。

　　思維是意識行為，也是高級生命活動，它可以對客觀事物進行反映，也可以構成主觀意念進行幻想。思維可以分為語言思維和非語言思維，但毫無疑問，語言思維占據主導的地位。

　　人類借助語言表達想法，也就是說，語言是思維的主要工具，如果失去語言，人類就無法進行有效的、理性的、有條理的思維活動。所以，中醫作為一門系統龐大的

正氣存內，邪不可干：出自《素問·刺法論》，中醫認為人會生病，是因為體內正氣虛弱，才給了病邪可乘之機。疾病如此，做人做事亦然，如果自身實力強大，就不怕外界的干擾和侵犯。

學科，中醫思維必定建立在中醫語言的基礎之上，並藉由中醫語言進行表達。

隨著漢語出現，當人們對生命規律有了認知，用各種方法做出調整，就形成了中醫的理論。當漢語言發展成熟之後，創立了漢字，人們將實踐中形成的中醫理論、方法付諸文字，就成了醫書。

隨著時代變遷，漢語也不斷的變化，儘管漢語已發展成現代漢語，但承載中醫內涵沒有跟著改變，依然是古代漢語，於是中醫思維與外部思維有明顯差異，不僅一般民眾難以理解，就連從事中醫數十年的醫師也說不清楚。

中醫思維的特點

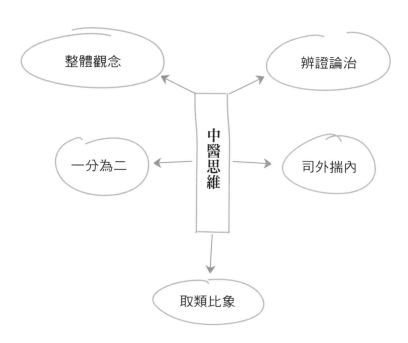

中醫必背

有諸內者，必形諸外。

《丹溪心法》

▼

意思是臟腑與體表是內外相應，內臟有病變，相應的體表也會出現徵兆，所以通過觀察外部的表現，可以測知內臟的變化，也就是「司外揣內」，從而了解疾病發生的部位、性質。

　　中醫語言具備了什麼樣的特徵呢？借用學者的一句話：「中醫語言是一種基於隱喻認知的語言，中醫邏輯是旨在發現，而不重證明的邏輯。」在這樣的語言基礎之上，中醫思維呈現出重視體驗思維、整體思維、辨證思維和意象思維。比如我們熟知的整體觀念、辨證論治、一分為二象等，都是中醫思維下產生的理論觀點。

中醫思維的傳承困境

　　中醫要想傳承並發展下去，絕不是只有中醫界的問題。因為傳統中醫已經失去了得以生存與發展的文化環境，必須建立起社會對中醫思維的普遍認知，我稱為「廣義傳承」。而「狹義傳承」決定著廣義傳承的正確性，廣義傳承又影響著狹義傳承的穩定性，兩者共同支持著中醫思維的傳承。

　　在中醫語言溯古傳承的階段，狹義傳承有一定基礎的，應從專業課程教育入手。例如將醫古文作為必修課程，但光是這樣遠遠不夠，文獻、文化、文字課程的種類和數量也應增加，包括古代漢語、中醫文獻學、中國古代文化、中醫與中國文化、中國古代哲學、中國古代思想等課程，應貫穿中醫專業教育。

　　我們認為這樣做的目的不在於復古，而在於培養出扎實運用現有中醫語言的中醫師，只有中醫師自己穩固了，後續的革新才具備可能的基礎。

　　雖然中醫有公眾基礎，但這些基礎卻是依賴傳統文化的殘存，而中醫專業人士往往缺少向社會公眾積極推介的觀念、缺少傳播管道，即使具備傳播管道，也沒有合適的語言，向公眾表達正確的中醫內

涵，導致人們對中醫一知半解。

這一點我深有感觸，為了實踐中醫的廣義傳承，我從 2015 年初開始做了一個微信公眾號，叫「醫界書生」，為了堅持更新文章，我經常向一些中醫水準不錯的人去約稿，但是很多人都不屑於寫這樣的文章。

廣義傳承應該作為同等重要的事。中醫人應該具有靈活的傳播技巧和明確的傳播目的。尤其現代提供了前所未有的機遇：傳播成本降低，傳播效率提高。只要利用網路推動中醫師之間、中醫與大眾之間的交流，傳統的中醫語言在這種高效的交流中，就能夠得到快速的進化，以及及時的修正。

如何建立中醫思維

要充分建立中醫思維，有三條重要途徑，那就是讀經典、拜名師、做臨床。

不重視經典學習，就難以把握中醫理論的精髓。以《黃帝內經》、《傷寒論》、《金匱要略》、《溫病條辨》等為代表的經典中醫書籍，是指導中醫理論和實踐的重要著作。讀經典是通往中醫科學的必經之路，受歷代醫人推崇。但是由於它們年代久遠，文字意深難懂，需要有足夠的語言文字能力和傳統思辨能力。

拜名師，是所有中醫人公認的一條途徑。這也是為什麼常會有中醫以「師從某某」作為介紹，也反映出中醫拜師是一件多麼重要的事。自古成名醫者，絕大部分都至少有一位師父。師父的意義在於，能夠將親身的理解講授給弟子，能夠給予弟子足夠的臨床見習機會，

同時也能夠及時解解決弟子的困惑。通過拜師，學生的醫術一般都會有明顯的提升。

　　做臨床是中醫最終目的，一名中醫師的臨床經驗，必須通過臨床的反覆錘煉和累積，使中醫思維得到鞏固。培養臨床思維，就能在中醫學中的具體應用，也體分析、總結、挖掘古今名家的臨床經驗資料，從而整理出中醫對疑難病症診治的思路。由此三條途徑，才能建立起可靠的中醫思維。

Easy 057

零基礎學中醫

第一本把氣血、五行、陰陽視覺化的手冊，自己找病因、醫病順暢溝通、正確養生。

監　修　者／馬可迅
責　任　編　輯／陳竑惠
校　對　編　輯／馬祥芬
副　總　編　輯／顏惠君
總　　編　　輯／吳依瑋
發　　行　　人／徐仲秋
會　　　計／許鳳雪、陳嬅娟
版　權　經　理／郝麗珍
行　銷　企　畫／徐千晴、周以婷
業　務　助　理／王德渝
業　務　專　員／馬絮盈、留婉茹
業　務　經　理／林裕安
總　經　理／陳絜吾

國家圖書館出版品預行編目（CIP）資料

零基礎學中醫：第一本把氣血、五行、陰陽視覺化的手冊，自己找病因、醫病順暢溝通、正確養生。／馬可迅著.
-- 初版. -- 臺北市：大是文化, 2017.11
288面；17×23公分. --（Easy；057）
ISBN 978-986-95313-7-5（平裝）

1. 中醫

413　　　　　　　　　　　106017754

出　　　　版／大是文化有限公司
　　　　　　　臺北市 100 衡陽路7號8樓
　　　　　　　編輯部電話：（02）23757911
讀　者　服　務／購書相關資訊請洽：（02）23757911　分機122
　　　　　　　24小時讀者服務傳真：（02）23756999
　　　　　　　讀者服務E-mail：haom@ms.hinet.net
郵政劃撥帳號／19983366　戶名：大是文化有限公司

香　港　發　行／里人文化事業有限公司 "Anyone Cultural Enterprise Ltd"
　　　　　　　香港新界荃灣橫龍街78號　正好工業大廈22樓A室
　　　　　　　22/F Block A, Jing Ho Industrial Building, 78 Wang Lung Street,
　　　　　　　Tsuen Wan, N.T., H.K.
　　　　　　　電話：（852）24192288　傳真：（852）24191887
　　　　　　　E-mail：anyone@biznetvigator.com

封　面　設　計／林雯瑛
內　頁　排　版／黃淑華
印　　　　刷／緯峰印刷股份有限公司

■ 2017年11月初版
　 2020年 4 月16日初版12刷
ISBN 978-986-95313-7-5

Printed in Taiwan
定價／新臺幣360元